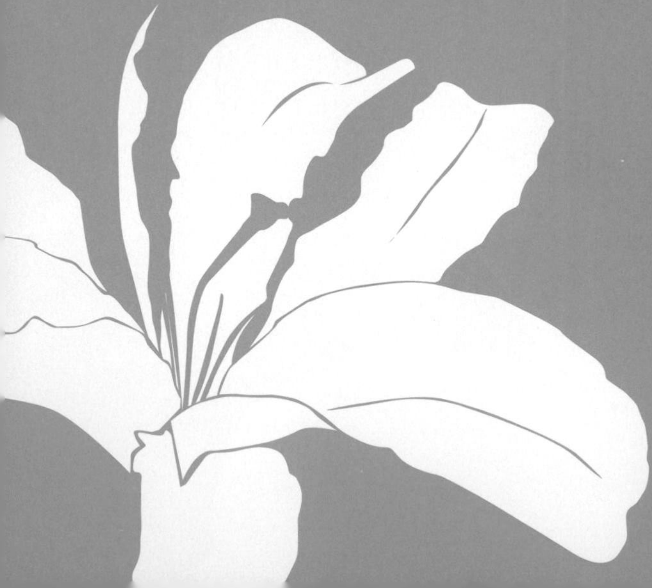

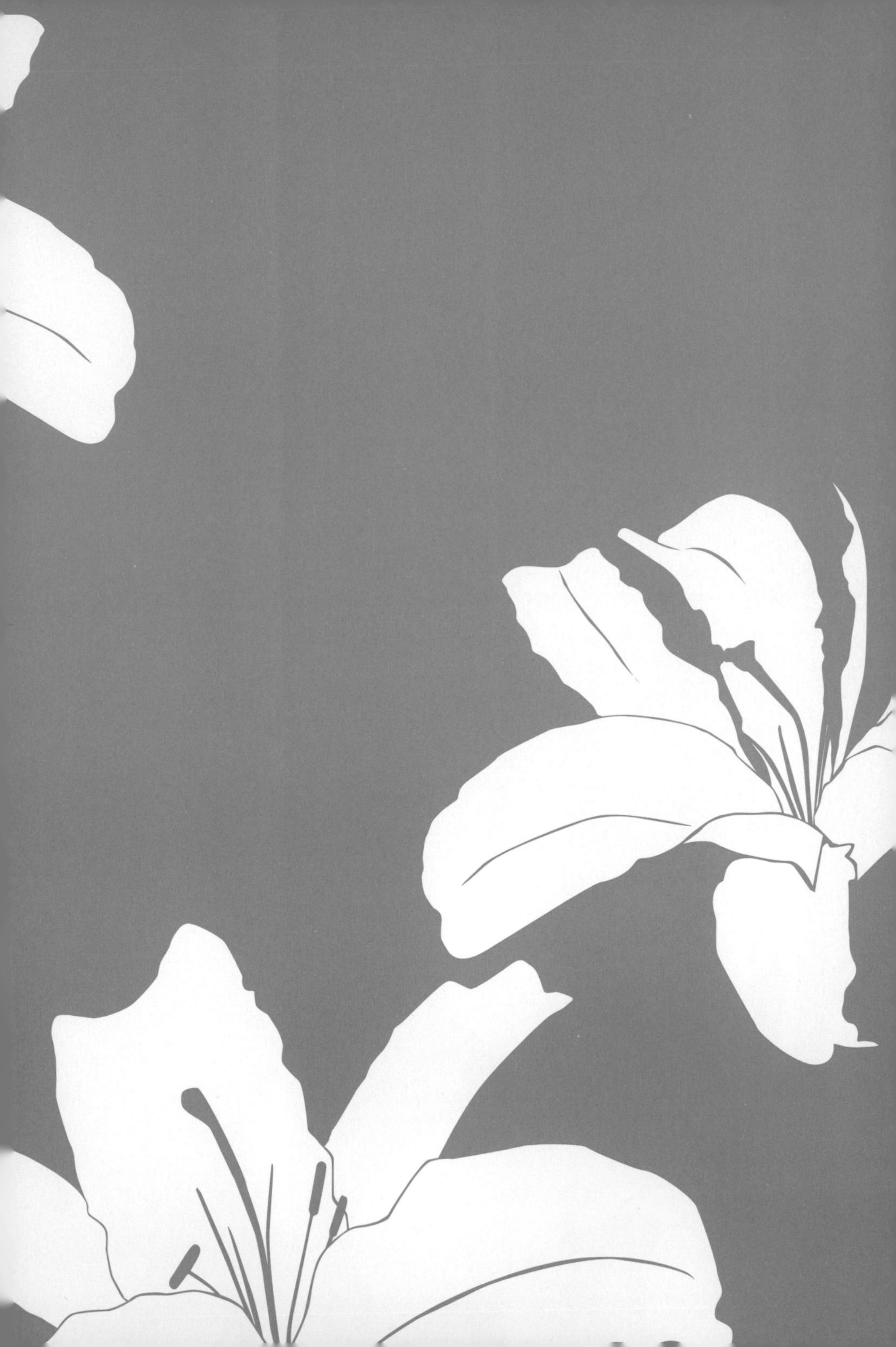

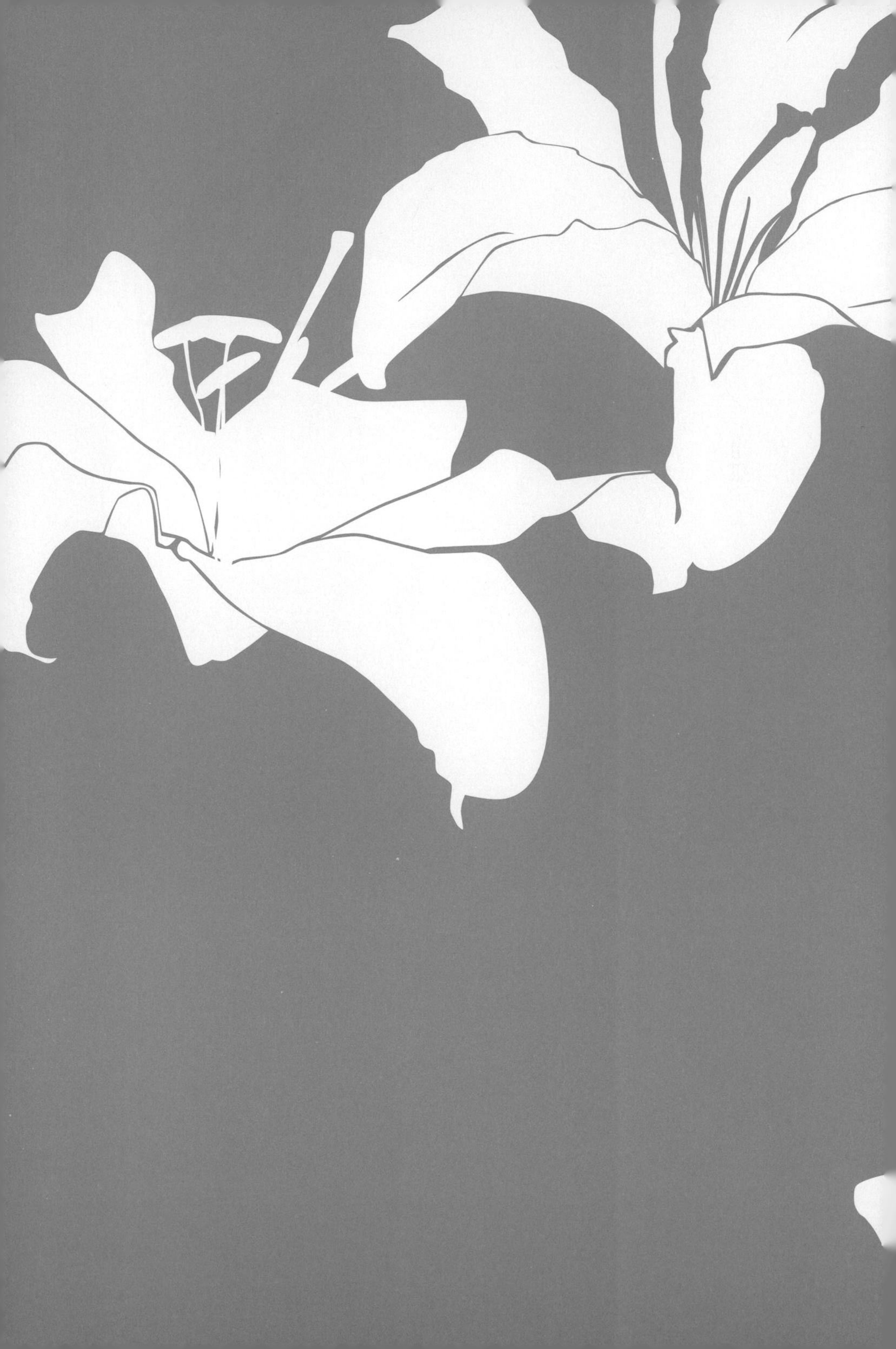

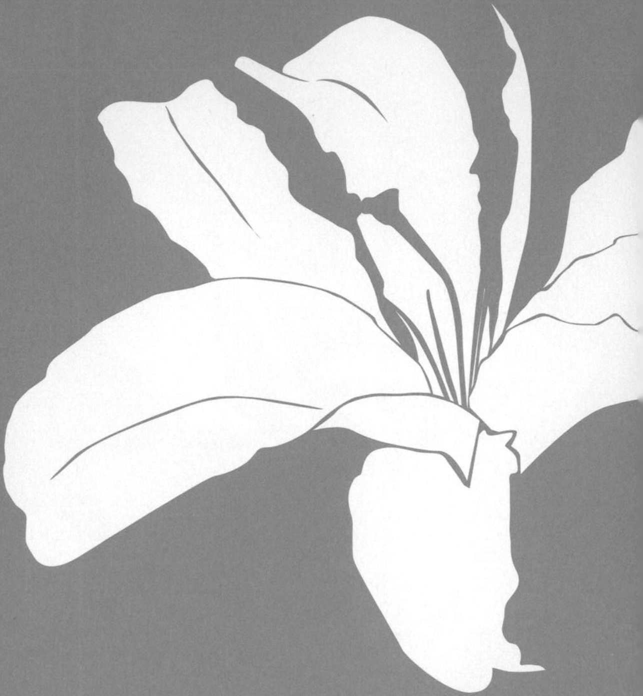

護理職涯手記

護你。四季。

慈濟護理團隊——著

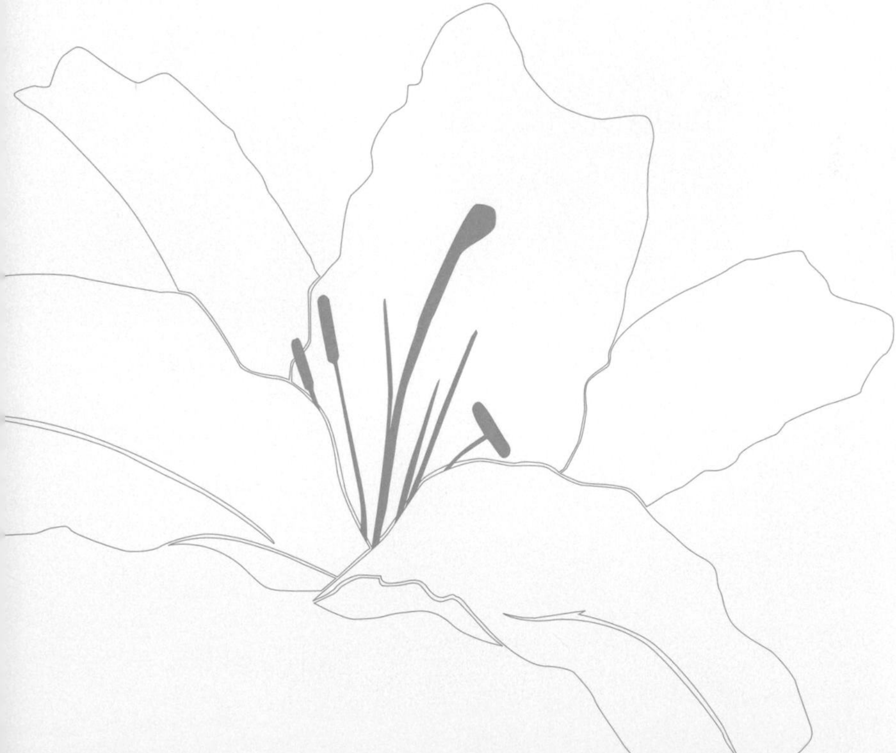

目錄

春　生機之新

【課外】

【實習】

夏

力旺之形

秋　豐足之味

冬 內省之明

心靈風光溫馨 四季如春似錦

林俊龍
佛教慈濟醫療財團法人執行長

一個醫療團隊裡，有著各種專業成員，而團隊的成功與否，護理可說是最重要的角色，因為護理師的執行與協調能力，決定了照護品質的好或壞。

自我擔任醫院行政職以來，一直都擔憂記掛的一個問題，就是護理人力的短缺。這不僅僅是臺灣醫界的頭痛問題，也是全球醫界的普遍現象。其實，仔細想想，也不難理解為何醫療會走到現在這個狀況。如果一位護理師只把護理工作當成是「一份餬口的工作」，職場生涯很快就會burn-out（燃燒殆盡），也就是年輕世代常說的「陣亡」。唯有看清護理工作的價值，體會從事護理工作是能幫助他人的福報，並從中獲得成就感，得到喜悅，才能延續從事護理的動力。

護理師的工作，真的比起一般人所知的還要辛苦，或者應該說是「非常辛苦」。長時間面對醫師、病人與家屬的護理師，一方面要配合醫師，執行專業護理技術，例如量血壓心跳、上針、敷換藥等等，各種項目數不勝數且細節繁複；另一方面要照應病人和家屬所提出的，包括醫療上與心理上的需求。例如病人半夜睡不著、失眠，找護理師；痛到受不了，找護理師；病人和家屬之間有了溝通的問題，有時也會找護理師幫忙。

位在第一線的臨床護理師要處理的，不僅是病人和家屬在生理上的苦，還有他們情感上、心靈上的苦，因此，護理師所執行的應該稱為「包羅萬象的身心靈全人護理」。

慈濟醫療的理念宗旨是「以人為本，尊重生命」，慈濟護理也是如此。證嚴上人常說「病人的笑容是天下最美的笑容」，這句話也正是護理工作的座右銘。當病人能擺脫愁苦展開笑容時，除了家屬之外，護理師應該是最高興的一群。因為病人的笑容，是護理師盡心盡力，廢寢忘食所得到的無價回報。

對身為醫師的我來說，與護理師之間有一個很少提到的難忘小故事。二十多年前，我還在美國擔任心臟內科醫師，那時美國醫療界的各科之間，在專業上可說是壁壘分明，有一位病人原本是由一位家醫科醫師主治，但因為伴隨著急性心臟病等問題，導致病情加劇而轉往加護病房，負責照顧他的護理師，好說歹說拚命相勸，才說服他的主治醫師打電話給我，找我去會診。沒有料到，當我走進加護病房大門時，前方突然響起了一陣掌聲，而且是來自一群護理師，著實嚇了我一大跳。

至今我都難以忘記這一群可愛的護理師，如果不是為了病人好，為病人著想，他們何苦做這件吃力不討好的事？不但拉下臉去懇求勸服原本的主治醫師找心臟內科會診；看到能幫助病人的醫師出現時，竟然還高興到用掌聲來肯定與感恩會診醫師，真是太可愛又太讓我感動了！幾年後，我回到慈濟醫院工作，發現原來臺灣的護理師，同樣有著這麼可愛又熱心的特質——只要是為了病人好，放下身段，多做一點都沒關係。

慈濟醫療志業於今年步入三十年，在慈濟醫療的世界裡，護理師為病人與家屬付出的動人故事，不知有多少。樂見慈濟護理團隊以此書《護你．四季》，將內心話如實以文字呈現，並與大眾分享。特別在這裡，向這一群聞聲救苦的觀世音菩薩們致敬，祝福大家的護理執業之路，心靈風光溫馨，四季如春似錦。

護理成長的真實紀錄

王秀紅
高雄醫學大學護理學系教授兼副校長

病房是我們人生、感情世界的現實窗口。從這個境地，我們看得到的，不只是疾病，也是人性、親情以及人際世界的縮影。

《護你‧四季》一書，從一群作者到編輯，都看得到我們護理專業人員全方位的服務以及細膩與用心：從「志工的人文思考」，到實習進入職場的「關鍵時刻」、「感受、感動」，及「感同身受」的「痛與愛」，而「牢記初衷」、以造福病人與家屬。這是經過了多人與多層次的「心情轉折」與「價值探索」，而產出的心靈糧食。「病緣與動心」，觀察我們服務對象通過了死神與病魔的折騰，而贏得家屬由衷的感謝與認同，進而在現代醫療的照拂下面臨、克服病魔的考驗。這是非常難得的行為體會與人生際遇，不只在於我們自己，也為病人與家屬獲得生活的「正向力量」。

各篇文章的作者實際體驗的紀錄，也讓我們自然而然體會到：每位病人都是我們護理人員「生命中的貴人」。護理先學先進也讓後學者「感受提攜」後進的用心，這是職場與人生經歷重要的感受與啟發，也是一種「感受共振」與「能量的加持」。信仰是一種「生活泉源」，但反映在護理工作上，更讓我們深深體會到專業上的貢獻與尊嚴，從而自發性的自我要求與奉獻。「有我們在旁」，更易贏得家屬病癒的信心。

「隨因緣、盡本分」，這也是護理體會的人生哲學與智慧。人生歷練，就是智慧；智慧，難以傳承，而往往是要親身體會而生。

護理，本身就是人文醫學教育的實踐者。這些年來，護理專業已由量變到質變。在醫療照護專業領域中，無論是在臨床實務、行政管理、護理教育或學術研究，已經人才輩出。最根本的原因，應是人性關懷與護理價值。護理專業人員的養成教育，除了臨床技能外，重視培養批判性思考、溝通與合作、關愛、倫理、克盡職責以及終身學習的能力。而本書作者又融合宗教信念，亦即靈性的照護能力。就如上人曾言：「盡心專業就是功德。」本書一位基督徒的作者，也感受到這是：「信仰實踐、服事上帝最好的道路。」從本書各篇文章，讀者或可從文中的言傳而意會其中意涵。

四季，是歲月時序，也象徵我們護理職場上的酸甜苦辣。「春有百花、秋有月，夏有涼風、冬有雪」，季節各有千秋、人生也有起落。疾病百態變化難測。醫療人員唯有護理工作者能在第一線且有直接機會與病人及家屬接觸，進而打開眼界，並大開眼界。本書作者，從身為志工、初入職場、到成為專業、以迄領導者之提攜後進、教學研究，將各種活生生的照護故事，娓娓道來，可說是一部護理成長的真實紀錄。我閱讀後，衷心感佩，並樂於為序加以推薦。

重新找回學護理的初衷

高靖秋
萬芳醫院社區副院長
臺北醫學大學護理學系副教授
中華民國護理師護士公會全國聯合會理事長

我常常會因為不好意思拒絕別人的邀請，而陷入忙碌與分身乏術的窘境，這次答應章淑娟主任（《志為護理——慈濟護理人文與科學》雜誌總編輯、花蓮慈濟醫院護理部主任）之後其實馬上後悔，心想我有時間好好的把整本書看完，而且完成寫序的工作嗎？果然，收到稿件，看完〈春・生機之新〉，就停下來，幸好這次的春節年假比較長，終於順利的閱讀完畢。

本書是慈濟醫療體系護理師的職涯紀錄，用春夏秋冬四季來描述，從慈濟護理系學生課堂與實習的經驗，譜出充滿生機的春天的序曲，教育是慈濟四大志業之一，它讓我比較佩服的是人文教育的落實，讓學生在進入臨床之前，先學習到服務教育與尊重生命的內涵，而且透過擔任志工的經驗，將「關心」、「愛心」的核心素養概念融入於志工服務中，就是所謂的教室外的人文課，等學生學到專業技能時，就不會只是一個空有良好技能的「護匠」，而是更能以專業知能去幫助病人，減輕病痛的專業護理人員。

臨床上我們常常看到，好不容易完成學業的護理畢業生，到醫院工作後，很快就因為不適應，或無法克服臨床忙碌的輪班工作，選擇離開或不斷的轉換醫院，不但形成教育資源浪費，也讓護理主管在送往迎來中充滿挫折。本書針對新進人員關鍵第一年的無助、痛苦與徬徨，藉由不同年資的基層護理人員，或資深的護理主管的經驗分享，協助護理新鮮人如何從「學生身分」轉換為「工作角色」，這些過來人的經歷非常寫實，透過學姊的輔導與分享，有些人因此留下來，找到自己的護理未來，但還是很遺憾的送走來不及體會護理之美的護理尖兵，不一樣的場景，但卻是不斷的上演一樣的劇情，相信這是這幾年護理界主管心中的痛。

雖然如此，還是有很多繼續堅守崗位，期待將護理工作的痛轉化為不斷持續前進的動力。《護你・四季——慈濟護理職涯手記》以〈春・生機之新〉、〈夏・力旺之形〉、〈秋・豐足之味〉與〈冬・內省之明〉，真實記載與分享不同年齡層、不同階段的護理人員心路歷程，透過經驗分享為文激勵，以過來人的角色，分析不同階段可能碰到的困難，以自身如何克服，或轉換思維、或如何從工作中找到自我價值。相信可以給即將踏入職場的護理新鮮人，或是在臨床掙扎留或走的護理人員，一個平實的專業建議。

春

生機之新

好雨知時節，潤物細無聲

唐・杜甫〈春夜喜雨〉

不論是護校學生或是護理職場新人
都猶如新春時節生根抽芽的幼苗
生機旺盛，卻也需要用愛澆灌、用榜樣引導學習

課外

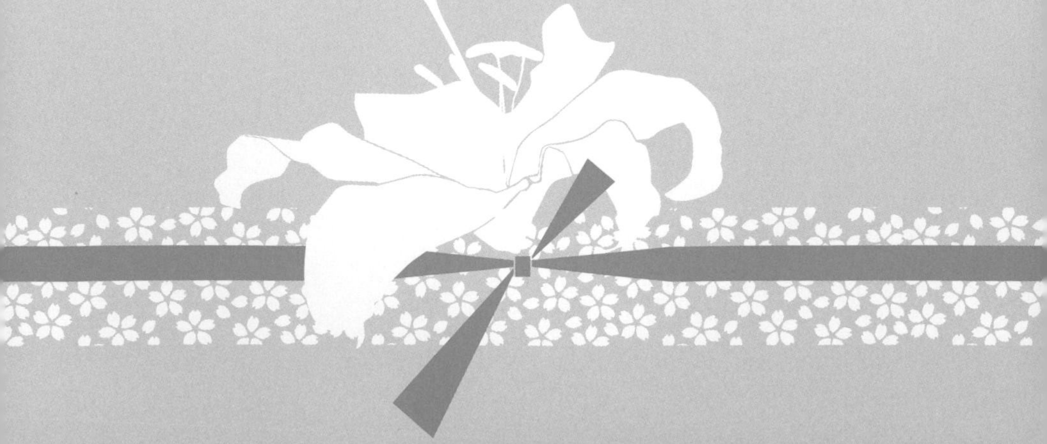

大一的「專業科目」

文／黃瀚賢
慈濟大學護理學系學生

對我來說，踏上大學後，「志工」有著不同的感受與感動。

進入慈濟大學護理學系就讀後，學校為大一新生安排一門「慈濟人文暨服務教育」課程，我認為在這門課中，不但可以了解慈濟人文，還能真正讓我們學習到服務教育與尊重生命的內涵。在課程中，老師帶我們去醫院做志工、社區環保志工，這些都是十分難得的經驗。特別是做醫院志工必須陪伴及關懷病人，這是我們身為護理系學生在踏入臨床前應該學習的經驗。畢竟病人的心情大多是難過，但是透過志工的唱歌、陪伴，也許能讓他們稍微忘記一點病痛。

在學校的社團中，我參加了人醫社，藉由服務讓我看見原來有許多小朋友很需要我們投入愛心與關心。比如在照顧身心障礙的小朋友時，老師教我們如何幫他們沐浴，我才發現到這些小朋友的日常生活真的很需要有人協助。我也由此反觀到自己真的很富足，因此會激勵自己要更細心、耐心地做志工服務。

每一次擔任志工，每一次都會感動自己。也深刻體認到做志工並不是要獲得稱讚，其實看到服務對象回饋的笑容，就是我在服務過程中最珍貴的收穫。

雖然大一的我們還沒學習到護理的專業科目，因此在進行志工服務時總會感到自己有所不足，但是我認為如果能將學校所教的核心素養——「關心」、「愛心」等概念融入於志工服務中，這或許才是我們在大一最重要、做應該學會的「專業科目」吧！

期盼自己未來在專業科目上要好好學習，日後做志工時能用專業的素養，並結合大一所學習到的核心概念，給予被服務對象更多實質的幫助。

（現為臺北慈濟醫院外科加護病房護理師）

教室外的人文課

文／黃士哲
慈濟大學護理學系學生

上大學之前，我對於做志工是完全沒有接觸過；進入慈濟大學就讀後，除了與護理的緣分外，也開啟了我當志工的緣分。

因為課堂上的志工經驗，開啟了我不同的生活體驗，因此在課堂之外，我和同學們也投入其他的志工服務——比如參加社團舉辦的活動，以嘗試各種不同的志工經驗。

本身臺語不流利的我，面對老人時常常是一頭霧水，每次在醫院做志工都是由同學與老人家溝通，我只能默默站在一旁笑，可是我的笑容也被口罩蓋住了；還有一次去協助一家老人關懷機構辦活動，在接待老人的過程中，我也無法順利的與老人們交談，這真的讓我感到很挫敗。我想起母親常告誡我要多說臺語，老師也說過身為護理人員，除了國語外，臺語格外重要，甚至有時候也應該學會一些基本的原住民語言。

慈大眾多社團中，我最喜歡的是人醫社，人醫社的兒童復健組給我很大的體悟。兒復所照顧的小朋友包含腦性麻痺、自閉症、胎兒酒精症候群……，這些小孩雖然有著與別人不同的缺陷，但在內心深處仍是小孩。在陪伴的過程中，除了注意他們的症狀，最重要的就是要讓他們開心的笑。那是用錢買不到的、最純真也是最美的笑容。

當志工的過程中有歡笑也有淚水，記得有一次星期六我在醫院當志工，當天下午院方有辦活動，我照顧的一位老奶奶想去參加，可是護理人員表示老奶奶必須先打完針，但是護理人員試了好久總是無法完成。當時我在門外聽到奶奶的聲音，心裡感到好不忍。當費盡千辛萬苦終於處理完成後，我們去到醫院大廳時，發現活動早就結束了。當時老奶奶臉上失望的神情，看得我心好痛。這段經歷也讓我下定決心將來學習護理專業的時候一定要認真，日後不論是實習或是在職場上，我都要給病人最好的服務。

當志工不需要任何專業，只要擁有一顆充滿熱情的愛心、耐心與付出不落人後的精神即可。當志工不僅可以體驗很多不同的感受，也可以學到課堂上學不到的感動與成長。

實習

護理的學習過程是由艱澀難懂的基礎醫學課程及護理導論入門，接著建構護理專業知識，再經過實習不斷強化臨床實境體驗，臨床實習是由教室的模擬情境進入病房真實狀況的重要過程。

面對多變及難以掌握的實境，護生在學習中所面臨的內外在壓力難以形容。歷練雖是苦澀，但成長的喜悅卻是甜美。遇到困難，別無他法，只能面對與解決，積極的學習態度與正向思維是成長的不變良方。越深入護理工作越能感受到幫助病人的愉悅，以及人與人真心互動之美。

——謝美玲・慈濟大學護理學系助理教授

批判思考，及時發問

文／彭賢德
慈濟科技大學五專護理科學生

在這次為期三週的實習中，我每天都有新體驗，我也一點一點的汲取經驗，其中有一件事最是讓我獲益良多。

按照護理教育，當護理人員為病人拔除存留導尿管之後，必須監測排尿情形以確認膀胱功能是否正常；一日，我幫一位老婆婆拔除尿管之後，她雖然有排尿但量比較少，我以為沒有問題。當我隔天再到醫院時，老婆婆主訴腹部疼痛，求助老師後發現是膀胱腫脹，所以再為她導尿，導出了七百毫升的尿量，而這也是間接導致老婆婆睡眠品質不好的原因。由這點讓我省思到護理人員照顧個案時，應該深入執行觀察與溝通，這樣執行一個完整的護理評估，不但可以讓病人回復健康，醫療品質也跟著增進，事半功倍、何樂而不為。

實習是從課本跨入臨床，老師經常提起幾個基本卻很重要的觀念讓我謹記在心，其中一點是——「擁有好的學習態度是學生必備的素質，『批判性思考』是護理人員應具有的條件。」例如曾有同學提出疑問：執行鼻胃管照護時，鼻胃管是否要拔出五公分清潔呢？同學之間卻出現不同的答案。認為應該清潔的，理由是這樣才能真正清潔鼻胃管並為病人帶來舒適；認為不用清潔的，是覺得這樣可以不刺激病人食道並節省工作時間。因兩造答案各有其立足點，這時候自己就要思索其優缺利弊，並且要問要查，才能得到合適的答案。

經過實習後，我的心得是平時一發現疑問就必須馬上發問、弄懂，才不會錯失時機，病人也比較不會受到傷害。且心中才不會有疑問，一旦心中有疑問就會行動遲疑，一遲疑做事就容易出錯，出錯對護理工作而言，是相當不容許的一件事情。

另外是時間分配的重要觀念。護理工作一旦在流程上延遲或錯過了時間，後面的事情就會變得混亂，因此每個時間點該做什麼事，先後緩急的順序都要清楚並確實執行。比如若給藥時間錯過了，或是記病人輸出及輸入量的時間錯過了，不但會為之後進行的事項帶來困擾，也可能會造成對病人的危害。

最後，我從臨床看到護理人員的互補、支援，讓我覺得護理可以是一組合作無間的團隊。

微笑的「男」丁格爾

文／吳立培
慈濟科技大學五專護理科學生

我人生的第一次實習是奉獻給花蓮基督教門諾醫院的5B外科病房。依稀記得在實習前一晚，我們這些未來的「男」丁格爾們匆匆忙忙的準備，看到大家臉上顯露出各種模樣，有的緊張、興奮，有的專注盼望，即便如此，那分懷抱對護理的無限希望，也將奠定救人不再只是夢想……

我照顧的三名病人，個個都令我印象深刻。幫病人換藥或許並非難事，但到了實際操作的那一刻，免不了還是會有一絲絲躊躇，疑惑著到底是要先準備這個，還是……，不論是一開始跟著學姊見習，或是後來自己親自操作，都有不同的心境轉折在考驗著自己。

「阿嬤，這樣會痛嗎？」我用病人習慣的閩南語問她。阿嬤回答：

「有一點點痛。」可是卻忍不住低聲哀嚎，我就知道阿嬤是在安慰我，不要我太緊張。幫阿嬤處理完後聽到她說：「少年仔，多謝你。」一句輕柔的謝謝，讓我好窩心。雖然我只是一名小小的護生，但是盡心盡力付出，病人還是給我肯定。

我一再提醒自己，病人需要的不只是會做技術的護理人員，還要給他們多一分真誠呵護且溫暖的心，護理人員所付出的關愛、陪伴及傾聽，可以膚慰他們的不安。因此，每天實習完後，我都會問自己——我今天微笑了嗎？

不過，再怎麼樂觀的我，還是有遭遇瓶頸的時候。我照顧的第二個病人總是不滿意我的技術，最後感謝老師拜託病人，我終於在執行肌肉注射的時候，得到了他的稱許。

現在的我正值十八歲輝煌的時期，態度決定一切，我決定愛我所選，不忘當初來慈濟的信念，迎向嶄新的護理殿堂。

用護理造福更多人

文／林怡岑
慈濟科技大學五專護理科學生

在學校五年的護理教育學程中，前四年培養各科專業護理知識，最後一年則是步入臨床環境全年實習，實際體驗病人的全人照護。

在重症加護病房實習時，看到學姊們用心照顧病人，工作忙碌之餘，仍不忘撫慰病人煎熬的心。

最感動的是，看到學姊餵食體弱病人時，完全配合著患者的進食速度，細心的餵食，不會不耐煩或催趕，或許這就是護理中最美的旋律，當下讓我內心澎湃不已。

在長期照顧實習時，到門諾重障養護中心見習一天，跟著學姊準備為病人提供舒適護理。

穿著防護衣進入病房後，剎那間被眼前景象震懾，突然心揪了一下，不由自主地掉下眼淚。因為我看到一位八歲的小妹妹，躺在床上扭動著身軀，無法言語的她用雙眼凝視著某處，手指不停的在空中揮舞。我當時心裡想著：難道往後她的人生只能在這張床上度過嗎？她還要再躺幾個八年呢？

學姊看到我的反應，隨即提醒我：「護理是要給人最好的照護，而不是同情。」這句話把我拉回了現實。我們開始一一為住民洗澡，這位八歲的小妹妹是我們第一個服務對象。看著她瘦小的身軀，我的動作也跟著輕柔許多。將她抱到床上時，感受到她的重量，這麼輕，但這重量是她活在世界上的證明；反省身強體健的我，給了社會多少呢？

在一整年的實習裡，有許多的感動，但也有許多「成長痛」。想想自己這二十年來到底做了些什麼？當時僅抱著想遠離家鄉的心態，揮別了國中同學，獨自來到花蓮就讀。離開家鄉的親友們已經五個年頭了，以前國中的同學們現在有的在積極找尋人生目標，有的還在茫然摸索。而我不但不後悔選擇護理，甚至可說是讀了護理才找到自己人生的定位點，因此我將以服務為終身志業，期待用護理專業知識造福更多需要幫助的人。

用心投入，感同身受

文／鍾淨昇
慈濟大學護理學系學生

記得內外科護理實習結束前，有位阿公的病況突然急轉直下。看著昔日會跟我們聊天的開朗阿嬤，紅著眼睛坐在床旁椅上看著阿公，嘴裡一直說著：「不要丟下我一個人。」當下一陣鼻酸，淚水在眼眶打轉。看到阿嬤在病房收拾東西，準備帶阿公回家，走過去問阿嬤是否需要幫忙？當阿嬤紅著雙眼看我時，我竟不知要說什麼。

之後和老師討論這件事時，我止不住心中的情緒，淚水還是流了下來。老師告訴我：「護理人員不是不可以哭，因為不捨病人受苦而流淚是令人感動的真情流露，正是因為有用心投入，才會感同身受。」

知錯立改不隱瞞

文／鄭世旻
慈濟大學護理學系學生

記得在某梯次實習的最後一天，差點發生給藥異常，原本打算隱瞞整個事件，之後因為老師知道了，我才說出發生的經過。記得當時的心情陷入天人交戰之中，我對自己的行為感到很可恥。

老師聽完我的陳述後說：「往後的護理生涯還很長，如果這一次的跌跤，可以發自內心真誠悔改，並從此改變自己的學習態度，那麼這個教訓對你來說，就已足夠了。」聽完老師的話，我掉下了眼淚。

如是說

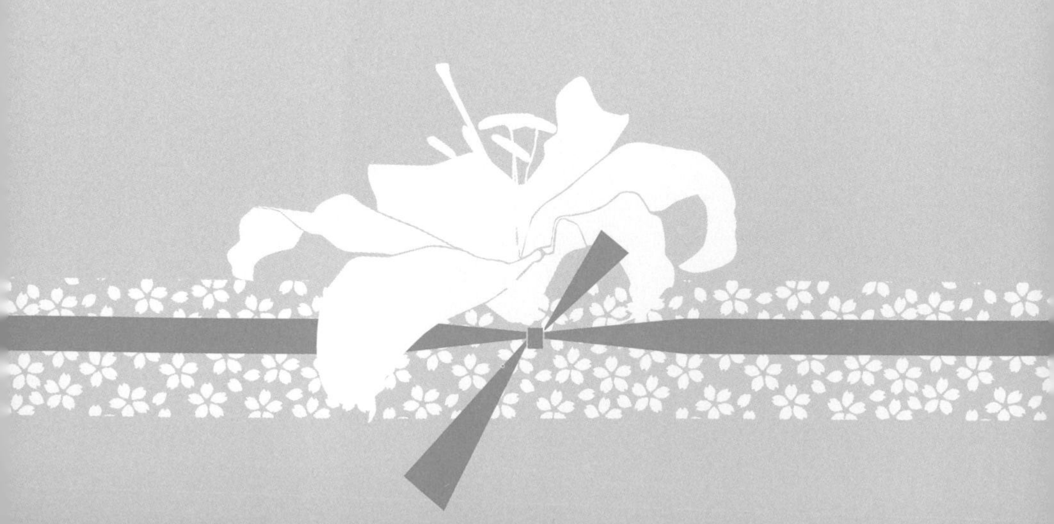

畢業後，努力地取得門票——護理師證書，護理職涯正式展開。

護理新鮮人的適應過程又是一番試煉，經過試用期、新進人員訓練後，跟著指導學長姊熟悉照護流程，學習獨立作業。學長姊們的經驗分享，正是新鮮人度過適應期的救命浮木。

在學與臨床

編採、文字／葉秀真
花蓮慈濟醫院護理部督導

在一個悠閒的周末午後，約來兩位慈濟大學護理系四年級的學生——羅一詠及張書寧，也邀請慈大護理系畢業，臨床資歷三年的王文聰來與兩位學妹漫談「在學與臨床」。

一陣寒暄後，他們很快熟稔起來，畢竟擁有相同的校園回憶——「傻傻一年級，活力二年級，地獄實習三年級，準備歸隱四年級」。

我問他們為何實習像地獄？

「因為實習有許多專案作業，面對單位學姊、病人……等等，就是快樂不起來。」

「大四歸隱是因為要準備國考嗎？你們真的有那麼認真？」對於我的質疑，三位慈大護理人竟異口同聲地說：「是真的。」

我忍不住提問：「為什麼慈大護理系的考照率那麼高？」

文聰：「以前考照率不好，後來我那一屆受到刺激，於是大家相約留校看書，並向校方爭取一間教室從早上八點開放到晚上十點。系上老師也很支持，甚至安排分科複習，這樣的習慣傳承下來，考照率百分百的美名就此傳開了。」

書寧問道：「進入職場後會不會覺得學校教的都用不上，要到臨床才又重新學？」

文聰：「是的，但不能因此否定學校教育，學校給我們釣竿並教我們如何釣魚，但進入職場工作之後就各憑本事了，因此實習很重要，要好好把握。」

一詠：「還記得剛轉到內科病房實習時，感到很徬徨，不知所措，因為我們經常把焦點放在技術上，外科實習及重症實習都有許多技術、管路可做，所以一轉到內科就不知道要如何照顧病人。後來不斷與老師討論後，才找到方向及照護重點，原來應該把重點回歸到『人』，以全人的照護評估，因而才讓我又逐漸找回對護理的信心。」

文聰也分享自己的經驗回應：「以前實習時，我主動要求照顧一位長期臥床合併有一個巴掌大的三至四度壓瘡患者，剛開始學姊不贊成，她擔心這對實習護生來說難度太高，負擔太重。經過溝通後，學姊終於同意。我照顧了兩週後，不但所有同學都為病人的傷口換過藥，學姊甚至讓我教導比較晚來學的同學。最後，當看到病人傷口癒合，學姊也謝謝我幫了許多忙，因而讓我很有成就感。」

看到兩位護生邊聽邊點頭，讓臨床多年的我了解到，其實學生很期待能服務身上有管路或可實作很多技術的病人，因為這樣才有機會練習到書上所學到的知識；但是慈濟醫院的學姊們居然沒有一股腦地將工作推給學生做，反而擔心學弟妹們是否照顧不來，或是否壓力太大，所以多半請學生照顧病症輕微的患者。臨床學長姊不求減輕自己的負擔，只為護生著想，真是難得。看來，在病人安全與護生的學習空間之間找到平衡點，是臨床指導者很重要的課題。

「實習經歷是護理系學生們聊天的熱門話題之一，有的人有時會模仿某些病人的言行舉止或護理的初反應，彼此都會覺得好笑。」「比起同齡的大學生，護理系學生思想較為成熟，談話內容較感性，也會因為實習時看到病人與家屬的緊密互動，或老夫老妻牽手扶持，或看到失常的家庭等等，都會在心中勾起生命議題的火花……」

聽他們聊著實習的種種，突然想起某位前輩曾說：「只有護理人員擁有這樣的權利，可以如此貼近一個陌生人的隱私。」看著這些年輕的孩子，他們單純的生命中若有一些豐富的歷程，我想應該都是拜護理教育臨床實習所賜。

「聽說剛到醫院會很苦，假如被罵了該怎麼因應？」學妹提問。

「我覺得嚴師出高徒，現在回想，我很感謝當時輔導學姊對我的要求，讓我時時警惕以免病人受傷害。後來我跟輔導學姊很要好，學姊根本不記得曾經把我罵哭，可見學姊是對事不對人。」文聽學長知無不言的繼續說道：「還有，進入一個新的環境，人際關係很重要；而人際關係的好壞取決於新進人員的學習態度。比如曾有新人在聽了學姊的指導後說：『真的是這樣嗎？學校以前教我們的是……』甚至還有學妹對輔導學姊說：『你要把書看熟，明天再來教我哦……』」聽得我真是不可置信，但類似事情卻是天天真實上演，應對進退真的要從教育做起。

文聽接著叮嚀學妹：「進入職場前，要先調整好自己的心態。輔導學姊講過一次就要記下來，總之，要抱著不服輸的心態，認真學習就對了，其他不要想太多。但是如果真有適應上的困難，也可以找學校老師談一談，系上老師都很有熱忱，可以協助新人度過適應期的關卡。」學長對於老師的服氣，也等於是給學妹們打了一劑強心針。

學妹繼續提問：「第一個工作地點先到一般病房好？還是加護病

房好？」

文聰自己在新人階段就支援過外科加護病房，前一陣子又支援過一般醫學內科病房，因此提供個人看法給學妹們參考。結論是單位科別不是那麼重要，主要是看自己面對護理工作的態度。

因為文聰是男性護理人員，屬於護理界的少數族群，我也順勢請教男性在適應護理角色上的經驗。

一詠及書寧表示，班上幾位男同學適應良好，沒遇到什麼重大難題。而且現在家長會思考就業問題，畢竟護理工作的市場需求性很大，因此班上男同學們的家長大都能接受他們的兒子進入護理行列。

文聰表示：「我也沒這方面的困擾，甚至以前在臺北恩主公醫院婦產科實習時，產婦也都很接受我，僅有一次遇到一位十六歲的女病人，她要求我請別的學姊協助她，我就請其他學姊幫忙，原來她是月經來了。我覺得不論是誰，都會有自己的限制，其實只要自己能坦然面對，病人也大多能了解及接受。」

我突然想到以前擔任夜班護理長時，臨時需要一位護理人員幫忙照顧婦產科病房，當時文聰自告奮勇前往幫忙，是我自己還猶疑其適當性。藉由今天的談話也讓我得到一個寶貴的經驗，只要工作態度得宜，不論護生角色或是性別議題，都不會是個人學習成長的阻礙。

未來的路似遠還近，隨機取樣的三位慈大護理人，一場午後盡興的對談之後，我看見學妹肯定學校的教育，且有信心要進入這座醫療燈塔內與學長姊等護理人員共同發揮良能了。

自己的未來，自己決定

文／張菀茹
花蓮慈濟醫院專科護理師

對於目前在專科護理師工作看似游刃有餘的我，回想新人試用期間也是一把眼淚一把鼻涕，幾乎每天都是哭著回去，連睡覺時耳邊響起的都是學姊不斷提醒的聲音，於是難過的跟媽媽說：「我可不可以不要上班了？」

後來回去跟學校老師談自己的適應問題，跟老師倒完「心靈垃圾」後，重新整理自己的心情。心裡想著：「別人可以留下來，我一定也辦得到。」從此之後，我養成上班遇到問題，回到家一定查相關文獻來解除疑惑；若對於醫囑有不懂的地方，也會與醫師討論其合適性。慢慢地我開始不害怕去上班，並且獲得其他人的肯定。

親愛的學弟妹，沒有人一開始就會成為優秀的護理人員，縱使你目前成績不是很理想，但要成為什麼樣的自己，只有自己能夠決定。記得當初我的基本護理學技術考只有五十八分，經過實務試煉後，現在已成為站在講臺上為護理人員授課的講師。現在表現不理想並不代表永無翻身之地，要成就什麼樣的將來，端看自己的努力及自我負責的態度。

當學生身分轉為工作角色

文／周昀臻
慈濟大學護理學系92級
臺灣大學護理學系研究助理
曾任職臺北榮民總醫院急診室護理師

大學時曾擔任許多幹部，如：班代、系學會長與臺灣地區護理系學生學術聯合交流學會監事代表，畢業後到醫院急診任職。還記得到職的第十一天，便得獨立照護留觀區至少十五位不知診斷為何的病人，面對這樣的未知和壓力，實在戒慎恐懼，但是我告訴自己不可以不負責任的逃避。藉此想以個人在急診工作二年的經驗，分享當「學生身分」轉換為「工作角色」時自己調適的小訣竅。

首先是需適時反應困難。獨立的第一天結束後，心中對於被我照顧的病人深感抱歉，自責沒有提供夠好的照護，當晚思索許久後，決定寫信讓護理長知道我的狀況。隔天護理長就安排學姊協助，自此我可以更安心也更有信心地將工作完成。我發現，當遇到任何困難，一定要反應讓其他人知道，悶著頭默默承受絕非妥善的解決方式。

再者是降低自我要求。學生時代的我自我要求很高，因此面對剛獨立的混亂著實挫折。我無法理解原本由我掌控的時間，如今竟追趕著我。對於難以將工作做到完美，我怎樣也說服不了自己接受。我試著與學長姊、同學、同事，及老師們聊，漸漸發現「混亂」是剛踏入職場的我們必然要面對的過程，唯有將自己心中的標準降低，才能找到平衡。但「降低不代表擺爛」，我要求自己半年內達成：藥物要三讀五對、護理紀錄每本都完整且清楚、點滴的量要調控在班內該掛上的量。每天、每週、每月檢討時，我發現逐步朝目標邁進，也在半年內達到。

最後是要自我省思以及運動紓壓。新手階段，每天都很晚下班，縱然下班後身心俱疲，但前半年往往是成長最快的時間。工作後的生活總是被忙碌和睡眠佔據，但別忘了在空閒時，必須養成運動紓壓的好習慣，才能保有好體力面對工作。

對尚未進入職場的學生，期許大家在增強自己的學理和技術外，也能積極參與社團，藉此接觸更多領域的人，從中會發現各領域的人看事情的角度都不同，也有機會訓練自己團隊合作的能力。

關鍵第一年

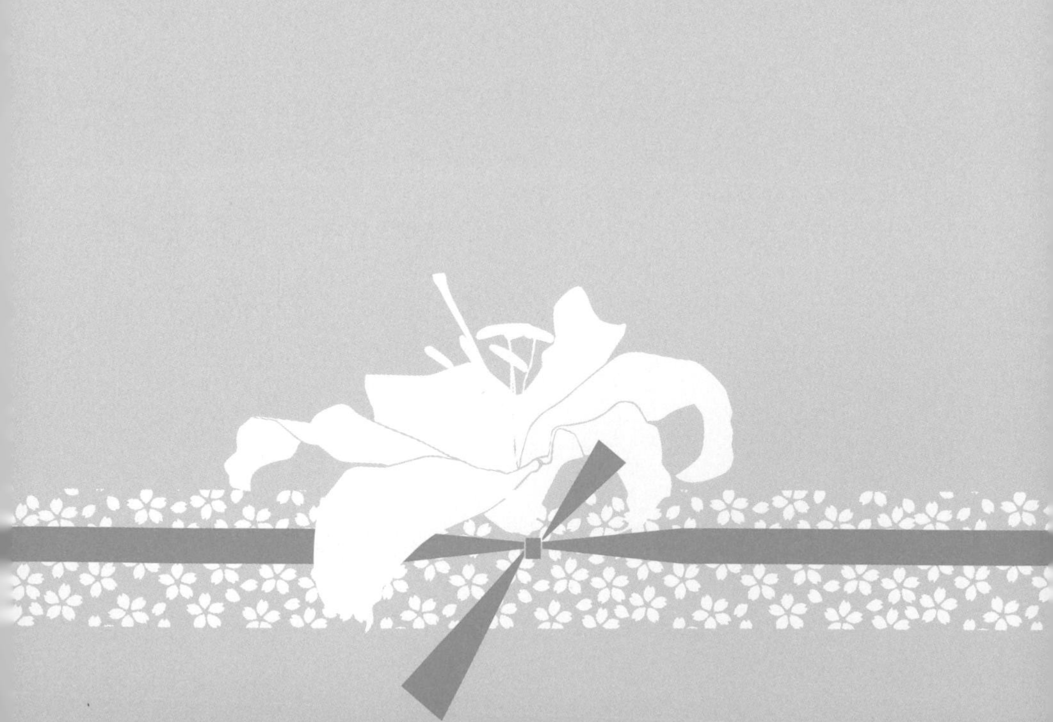

初到醫院工作的護理人員，可能遇到很多「人生的第一次」，不論是被罵或是被感謝、病人往生或在你面前崩潰……護理這個行業是經由辛苦工作而累積出助人專業，但也是一個不斷有陌生人因為你的工作而感謝你的行業。護理界的新兵若能感受到這些，是不是就會更有韌性以迎接未來？

培養一個新人，需要幾年的時間？或許各有不同見解。但是，走在這條路上的我們，應該都會同意「心」與「態」最重要。護理新手能撐過護理第一年，都值得鼓勵。當你現在想起自己的護理第一年，再愚蠢可笑的經驗都已化為美麗的記憶。

新鮮人，不要怕進職場，勇敢的踏出來。

——廖慧燕・大林慈濟醫院護理部副主任

絕對不裝懂

文／郭俐婷
大林慈濟醫院9A病房護理師

小時候，因為體弱多病而常跑醫院，在醫院裡看到醫護人員細心的照顧病人，讓我對護理開始有分熱情，也決定長大後要當護理人員。

時光匆匆，不知不覺我踏入臨床已經有一年的時間了。還記得初入職場，在新進人員訓練課程中，許多護理長及督導諄諄教誨，上完一週的課程後，開始到單位工作，心情是既期待又怕受傷害。

之後，我自己照顧病人時，心情非常緊張。尤其是幫病人打軟針時，不是找不到下針點，就是血管破裂，因此會被病人唸。有時候會覺得「自己能力怎麼這麼差，連打軟針這麼簡單的技術都不會」，但學姊會鼓勵我，安慰我，跟我說：「不要想太多，也不要覺得壓力大，平常心就好了。」

上team時我也很緊張，因為沒有人在旁叮嚀，所有事情都得自己來。此外，我也超級害怕重新完整的交班，尤其是抽血報告。有的病人住了一個月或者更久，檢查抽血報告總是很多。對於我的恐懼及不知所措，學姊也會貼心叮嚀：「只要說明交班檢查及檢驗異常的部分即可，講太多太細反而會讓接班者不知道問題重點所在。」

從新人訓練到獨立作業共三個月的時間，還記得老師曾說過：「每家醫院的試用期都是三個月，如果你撐不過三個月，到哪間醫院都一樣。」因此我一直勉勵自己一定要熬過三個月。如果遇到不會的，就問學姊跟護理長，絕對不可以裝懂。

我自己從新人到能夠獨立作業，大概是六個月的時間。在這過程中遇到很多突發狀況，像是病人轉加護病房、急救或者病危出院，但是也有讓我印象深刻、感動滿滿的事。記得有個病人已填寫不急救同意書，當病人生命即將走到盡頭時，家屬跟我說：「真的很謝謝你們，也很謝謝主治醫師，從他住進加護病房，醫師每天查房，而且都會跟我們解釋病情，轉到病房後也是細心照顧……。」這件事讓我體會到，醫師或護理人員能做到讓病人及家屬相信，是一件不簡單的事情。在臨床看到生離死別，也讓我思考「當病人走到盡頭時，我們能給予何種處置讓病人感到舒適」。

在臨床工作真的須抱持著虛心受教的心態，因為一個人不可能什麼都會，更不可能什麼都自己一個人做，所以醫療強調團隊服務。有時工作感到厭倦、煩躁時，也會閃過放棄的念頭，但是每次看到病人康復出院，或是幫他們做治療後，聽到他們對自己說一聲「謝謝」的時候，心中又覺得很滿足，充滿了成就感，又有了繼續向前走的動力。

希望未來的我，在面對事情時可以用更成熟的心態來解決，也期望自己走出最燦爛的護理生涯。

牢記最初的夢想

文／沈雅琳
臺北慈濟醫院9B病房護理師

新進人員可以用「迷途小羊」來形容，對於學校所教授的學理，面對臨床的病房科別複雜性高，單位專科性廣泛，小護理師們只能像隻蜜蜂般東沾沾、西碰碰，對於很多事情都不知所云。

臺北慈院的「二年期護理師／護士訓練計畫」，係針對畢業後一年及二年內無臨床經驗之新進護理人員在病房安排之臨床指導教師指導下，經由一對一輔導學姊帶領下，分階段的培訓、漸進式的學習，使能勝任護理工作，以提昇護理照護品質。

記得報到第一天，護理長針對輔導手冊內容逐項說明，包括：病房常規項目、常用藥物、常見技術等，先看著學習，然後實際上線。原本感覺很惶恐、擔心做不好，幸好後來有輔導員帶著逐一步驟完成工作，不只減輕我初次進入臨床的焦慮，也能在工作中幫助我加強一般護理實務臨床訓練。我發現，學習的路程沒有想像中的辛苦及可怕，循序漸進的學習，感覺很好，且覺得自己能力也提升了。

越挫越勇，可以形容剛獨立的我。在臨床照顧的前幾個月，照顧過很多科病人，也學會很多技術的操作，如基本的傷口換藥，從評估有無發炎、紅腫、異味、性質、膚色、分泌物等，依傷口情形與醫師、專師討論換藥方式；與營養師商討病人的營養攝取，如高蛋白飲食等，學習了解病人的營養需求；受傷部位是否需要復健，可與復健師討論體位擺動技巧等。與不同領域的專家們討論，不僅可提高照護知識及技能，也能協助病人儘早恢復生活功能。

遇到困難、無助時，學姊們總在適當時機提供線索、支持及關懷，讓我覺得**9B**病房是我的家，病房主任是爸爸、護理長是媽媽、學姊們是姊姊，而我是無時無刻被關心的妹妹。在職場上我時時關注的是病人，密切注意所有徵象；在單位裡我是個被關注的小孩，被愛包裹。我愛9B的人、事、物，也喜歡照護每一位病人，這就是成為護理人員的享受。

在這段時間，對其中一位病人印象最深刻。他是口腔癌患者，術後有一個氣切傷口，照顧他的第一天我很害怕，擔心氣切管滑脫、痰多又一直要抽，家屬知道我是新手，貼心地跟我說：「慢慢來，不要急。」還一直在旁邊鼓勵我，讓我覺得好感動。病人和家屬都肯給我學習的機會，爾後我不只要用心、用學理、也一定要尊重病人。

臨床真的一天比一天還要忙，有的時候真的會忘記當初的夢及理想，希望我能在最忙的時刻想起當初對護理工作的期許，當然也不能忘記加冠時，曾經宣示的誓言，用最初的夢想為護理及病人奉獻我真誠的心。

我的工作——我的痛，我的愛

文／葉秀真
花蓮慈濟醫院護理部督導

小臻紅著眼睛述說著她的問題，看來她想離職，卻又有些不甘。

「不知道為什麼自己做得這麼差，以前在學校自認書讀的不錯，實習時自己也都能照顧到四位病人，那時很有成就感，也立志要成為一位好護理師。然而來到臨床已經兩個多月了，覺得自己這也做不好、那也做不好，覺得很對不起病人，我想可能我不適合走臨床……」

看得出來她強忍著淚水，語意間充滿著困惑與挫折。

類似的心情與過程，並非小臻一人獨有，在新進人員座談會上，學弟妹們也各自述說著自己的經歷。

「我知道許多學姊她們都走過了，相信自己應該也做得到，但是就是很辛苦，每天下班回家都哭。」

「有時覺得對不起學姊，都拖累她，自己動作慢，延遲下班到多晚，學姊就陪到幾點，我想她白天那麼嚴肅罵我，應該是為我好吧。」

「學姊帶領方式不盡相同，每次都問我誰教的，非得問到一個名字。工作職場人際關係經營非常不易，尤其是ICU這種大單位，後來我就變得越來越不敢講話，就變得話很少。」

許多新進人員都走過這一段路，面對高壓多變的護理工作，應有怎樣的信仰與力量才能度過這段適應期？我想起某位學妹的例子，應可讓其他新進人員做為參考。

一日參加護理長行政會議，某護理長正報告該單位發生的一起住院病人在病床上自殺的異常事件，這是少數在異常狀況報告後大家仍給予當事人掌聲的。報告中護理長除了說明事件的當時狀況，也從病人、家屬延展到單位護理人員的心理關懷等後續處理層面予以說明。

事件的發生是病人無預警地拿起小刀往自己雙手手腕、脖子等多處自殘，護理人員是在大夜班巡房時機警發現異狀，立即通知醫護人員搶救後送往加護病房。據護理長表示，該同仁於晨間會議報告時有哭泣情緒，幾度無法言語，任誰都可以想像看見病床上整個被單、地上一灘灘血跡時的那種震驚感。

值得大家給予掌聲的是這位護理人員年資僅有八個月，在大夜班查房時，拉亮電燈看到已奄奄一息的病人，如果晚些時間發現，病人生命可能就無法挽救了；如今病人已康復出院，家屬感恩護理人員的專業與用心。

這是我擔任夜班護理長時發生的事，我曾詢問這位護理人員當時是如何警覺到異常？她說：「我在大夜巡房時一定都會看病人的呼吸，這是大夜班帶我的學姊教的。那天，在一片黑暗中，看不到平常黃色棉服的光澤，取而代之的是花色棉被。我心想：『奇怪，難不成他用自己的棉被？』但是晚上並未看見家屬啊。加上他的睡姿很怪，蜷在一起，因此我便更靠近並拉開床頭燈，映入眼簾的是斑斑血跡，地上、棉被都是。小夜交班時只提到他的傷口在腳上而且很小，不可能流這麼多血，於是我立即掀開棉被，嚇了一跳——病人自殺。馬上聯絡其他同事，啟動綠色九號……」

「當時情況緊急，因此無法思考自己的情緒問題；事後自己感到非常內疚，如果我早一點去看他就好了。」

之後，單位在空床找到病人遺留的字條——「久病不癒，拖累家人，勿念。」病人住院期間無人發現他的憂鬱問題，更讓單位同仁在檢討時更加深罪惡感。

「病人轉回病房時我仍然不敢面對他，不知道為什麼，總之會很害怕。直到有次上班，為了幫忙其他學姊，才與護佐共同幫他翻身移位，面對他的傷口後，我才整個釋懷。」

這位學妹也提到她面對整個工作環境以及此事件的壓力調適，她說：「這段期間，我不敢打電話回家，怕情緒失控徒增家人困擾。我處理壓力的方法就是與在加護病房工作的室友談話，這樣比較能幫助我清楚重整病人狀況及護理人員的角色與心情。」

「一開始工作時真的很難順利上手，光是記住每個病人的狀況就足足花了兩個多月，壓力真的非常大。不過護理工作是我自己的選擇，我不會因為這件事而離開護理工作。」

外在環境的不可變性，護理人員應如何自我調適，才能走得抬頭挺胸。

下筆未完，思及方才輔導一位哭泣的新進護理人員，因意外頻生、工作備受挫折，給予傾聽及鼓勵後，清晨才離開。不知她的低落情緒有無改善，倒是我的心情一時變得低落。臨床上為顧及照護品質，學姊學妹各有不同處境，護理長難為，心情如同外面飄著雨的陰霾天氣……看來心情要「轉彎」的不只是新進人員，學姊及護理長都需要。

期待所有護理界同仁，不論資淺、資深，皆能堅持所愛，將護理工作的痛轉化為不斷持續前進的動力。

夏
力旺之形

力盡不知熱，但惜夏日長

唐・白居易〈觀刈麥〉

脫離新人身分的護理人
職涯節氣彷似也由春分轉入夏日

此時的他，不僅是一個照顧病人的護理師，同時還是長官的下屬、是
帶新人的學姊、上各種教育訓練課程的學員，也是到校繼續進修的學
生；是爸媽的子女、是同事的好友、是孩子的家長、是配偶的另一
半；有時也會成為病人，或者是病人家屬……。

繁複的工作、多面向的生活角色
宛如溽夏赤日一般，不時煎逼著他
身雖熱惱，但心清涼
只因護理的精神已內化於心
只因護理的使命已當下承擔
因此儘管時間有限，但還是堅持進修學習
雖然人力短少，同仁之間卻更形互助
雖然事多繁雜，反而練就高效率的辦事能力
護理職涯的夏季，是不停茁壯、倍速成長的季節。

教學相長

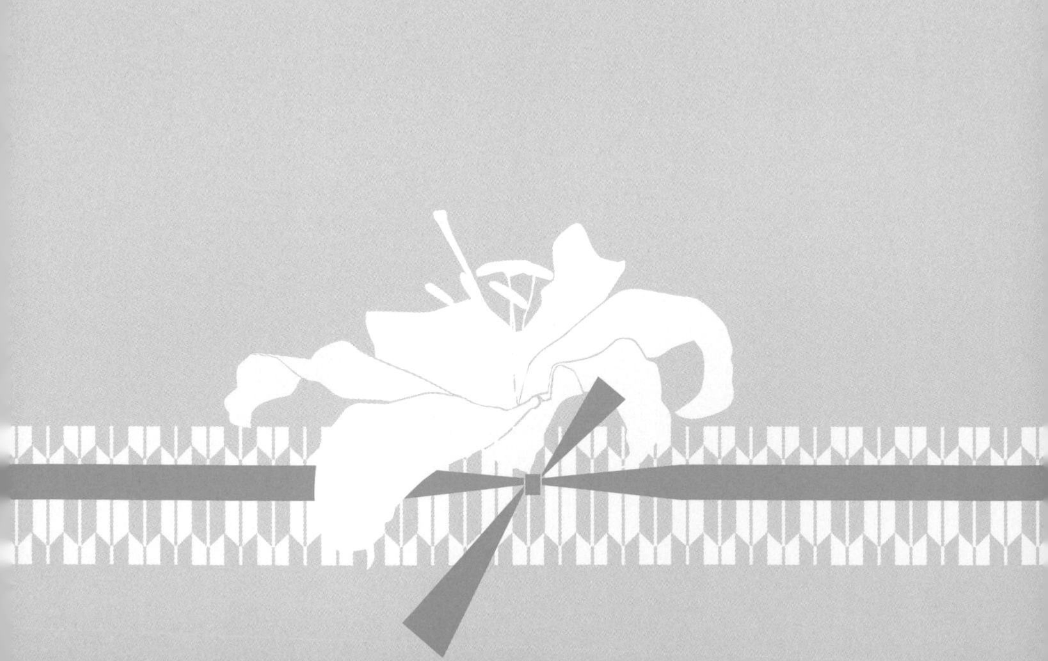

我相信「教學相長」是不爭的事實，
無論是當學姊或學妹，
都需要轉換彼此的立場和心境，
才能用「同理心」去體諒對方，
珍惜難能可貴的緣分，
一起為護理界更美好的將來繼續努力。

探索臨床教師的價值

文／葉秀真
花蓮慈濟醫院護理部督導

二〇〇七年醫策會（「財團法人醫院評鑑暨醫療品質策進會」之簡稱）開始推動教學品質提升計畫，規範領照兩年內的醫事人員必須經過臨床教師長期輔導通過後，才得以正式成為一位醫療專業人員，也就是過去護理職場稱的「輔導員」；臨床師資的培育也同步變成發燒議題。

為了與其他醫事人員有一致性，臺灣護理學會於二〇一〇年十二月正式函文公告：在醫院工作擔任指導新進人員角色的護理人員為「護理臨床教師」，此一正名也讓輔導員們思考這個角色的意義與實際功能。

護生經過學校教育後進入臨床，接受學長姊的教導而逐漸變得專業有自信，隨著年資累積也開始肩負專業的傳承。擔任過護理臨床教師的學長姊們對這個角色的認知是：

「我是臨床護理人員，我只是把如何照顧好病人這件事傳授給學妹。」

「我希望學弟妹能好好照顧病人，不要有護品異常事件……或許，我期望把學妹塑造成另外一個我。」

「我從來沒想過我會成為『老師』。」

「我不懂，為何很努力教，但是學妹就是學不會。」

「原來要學習教學方法、要會使用評估工具、更要懂得教學成效評值。」

「我發現當一個好的臨床教師是一件很重要的事。」

從他們的口中，我聽到兩個問題：一、不認為自己是老師；二、傳授經驗要有方法。

過去，只要夠資深就能夠帶新人，這種類似「師徒制」的方式，讓求好心切的輔導員往往抱著「望子成龍、望女成鳳」的心情在帶新人，因此新人的表現通常會跟帶他的學長姊像是一個模子印出來的。

其實，帶新人並不輕鬆。輔導員在兩三個月的時間裡，每天貼身示範，不但要完成常規的臨床工作，如果學弟妹做得不好，輔導員還要善後。但想到自己也是在學長姊的努力之下才成長，因此仍會嚴格要求，期待能「嚴師出高徒」；但許多學弟妹卻只感覺到「學姊（長）怎麼這麼嚴」。在現今的教學環境，若還沿襲傳統「嚴師出高徒」的觀念和做法，不但不符潮流，也可能讓雙方的心靈都受傷。

為了協助臨床教師勝任，並有效發揮角色功能，花蓮慈濟醫院規劃了師資培育相關課程，而且為了提供更好的教學品質，甚至三年內兩度從美國聘任蘇惠明教授前來指導「批判性思維」的臨床教學，以期提升臨床教師的教學知能。

根據慈濟醫院的統計，有上過「臨床教師訓練班」的輔導員，帶出來的新人留任率比較高。因為輔導員不但可從課程中學到帶新人的技巧與方法，也藉由開放式、互動式的教學模式，不斷省思改進自己，持續地探索作為一位臨床教師的價值之所在。也正是在此一過程中，而養成了一位臨床教師應有的態度。

願當伯樂

文／許淳雅
花蓮慈濟醫院內科加護病房護理師

改變，就從我遇見蘇惠明教授開始。是她讓我看見自己的不足，讓我重新找到方法，學會感恩、尊重、愛。雖然聽起來有點誇張，但是我……很感動……。

在我的生命中，「護理」教會我許多事，還記得五專畢業那年，老師對我們說：「護理，是要照顧人的，但是也會因為我們的不小心，反而讓人受到傷害，所以要謹慎注意，要守住自己當護理人員的初心。」這段快要遺忘的記憶在我跟蘇教授談起成長歷程時又突然想起，讓我重新找回當年自己一定要當「好護理師」的篤定。

回想剛入行時，遇到需要提供衛教的個案，一定會很認真依據衛教單張的指示，單向且命令式的告訴對方：「你一定要……，不可以……」，那時覺得要這樣做才是為病人好。現今腦中浮現當時的情景時，內心總會莞爾一笑，笑自已當初怎會有如此「愚昧」的堅持。經過這幾年的臨床工作，發現這樣的想法沒有考慮到一個人的過去背景，缺乏從病人角度進行思考。但是我卻一直這樣要求我的工作以及我帶領的學妹。

臨床工作兩年後，開始教導新進護理同仁，依循過去學姊教導的模式，加上我個人對護理的堅持，也用相同的方法教導學妹，這就是我們傳統的「師徒制」。我固守一位教學者應嚴格、謹慎的態度，竭盡所能的教，希望他們獨立時能用心的對待每位病人，也能落實執行護理技術。

但是在教學過程中卻導致兩敗俱傷，種種問題讓我的心開始徬徨，究竟要如何教，才能成為一位全方位的臨床教師呢？我自認很認真但是卻達不到成果，看著新進護理同仁學習停滯不前，我心裡真的很難過。我擔心在自己的教學方式下，「千里馬也會變庸馬」，腦中一直有個聲音告訴自己——要改變，可是要怎麼改呢？為了找出答案，我開始參加相關的教學課程。

美國印第安那州普渡大學護理系蘇惠明教授第二次來花蓮教學時，我有幸參與課程，並擔任陪同，所以有更多時間向教授提問解惑。剛開始聽蘇教授用慢斯條理的態度，不厭其煩的教，到病房單位實際聽學生提問，她尊重學生的態度令我驚訝。

每聽教授講一次，就讓我的心自省一次，我終於明白，原來好的教學者是在教學過程中不斷自我反思，還要反覆演練如何進行教學。在這當中我一直記得蘇教授的一句話——「改變一個人既有的思維是困難的，但是透過閱讀、傾聽可以逐漸修正自己的腳步，也讓護理理念的傳遞更完整。」

藉由與教授對話，我明瞭一位教學者必須讓自己維持中立立場，不被主觀意識淹沒。但要如何才能拋下自我成見，讓學習者發揮所長呢？我看到教授在教導批判性思維時，用心傾聽，採用開放式問法，讓自己的心淨空。又應當如何審視自我的教學態度？如何因材施教？我從教授身上學到，不要對學習者太快下結論，而且在教導新進人員時，應就當時情境下給予最適當的答案，教師心中要避免預設最完美的答案。

臨床教師如何在教學與臨床間取得平衡點是一種智慧，在代溝的存在下，運用互補在教與學之間取得平衡。教授說：「思維是看不見的，要將自我思維傳遞出去，不能只是一味教導，還必須與新進護理人員有互動式的討論，以確認其思維過程的正確性。」

課程中也採用「角色扮演」的教學法，讓參與學員瞭解如何引導學習者思維，教授也告訴我們，要教導新進人員了解「技術」、「知識」、「疾病」三者的因果關係，也要運用反思日誌等多種方法評價學習成效，強調正向及三明治回饋法。蘇教授提醒：「開誠布公的會談很重要，要學會適當的聆聽學習者的話語。」這樣一個簡單的觀念，卻是我現在非常重要的課題。

我開始練習在教學前先自我省思，問問自己對於護理價值的存在意義——為何而教、又為何而做。每天睡前都留一段時間給自己，檢視今天的教學態度及方式。並學會與自己對話，讓自己能夠教學相長。在此過程中雖然還是會遇到挫折，但是我相信自己能經由不斷的反省，知道自己需加強處及可以繼續保持的地方。

某天，不經意聽到有人說：「我是為你好才提醒你，你今天的表現很糟糕，而且輕浮。」被責罵者無助的眼神，讓我久久不能忘懷，也讓我想起我教導過的新進護理人員。曾看過一句話：「只要一個小鼓勵，你就是伯樂。」這句話讓我感觸良深，每個人，包含我在內，都有不想遇到、不敢面對的事，但還是會有遇到的時候，如果因此被責罵就會更加卻步，越不敢往前。這件事也讓我學到應該以同理心看待教學，己所不欲，勿施於人。

我開始嘗試改變，在幾次護品稽核及臨床教學中，我發現「讚美」對學習者而言是一種潤滑劑，學習者也比較敢舉一反三。自己喜歡被讚美，他人何嘗不是，身為臨床教師何必吝嗇讚美呢。所以，開始期許自己成為他人心中的伯樂，學習讚美自己與他人。

我明白了，要「看」得多清楚，一切端看心的方向。只要肯定心中的答案，願意把自己的心打開，明白自己的「位置」，就能向前走。唯有誠實面對自己的不足，才能更明白自己的步伐，也將走得更堅定而踏實。其實，反思與反省是進步的原動力，幫助我們連結到內在更深的智慧，重新發現自己原來就有的天賦本能，瞭解到自己的「擁有與欠缺」，信任自己內在作為一位臨床教師的力量。

學妹跟上來

文／蕭佳韻
大林慈濟醫院外科加護病房護理師

對一個踏入工作職場才八年的人而言，也太早對工作生涯做回顧了吧。但若是由一個原不預期會從事護理工作，卻一頭栽進去直到度過了最精華的八年青春；一個原本膽小怕事只會發抖哭泣的女孩，在踏進工作職場後，經歷有淚水、有歡樂、有心酸、有痛楚的過程，變成現今仍在加護病房和醫療團隊共同為生命拔河、更懂得感謝護理生涯的人，我想我所得到的啟發，是值得我為自己的心情做一番整理與回顧。就讓渺小的我，與敬愛的前輩學姊、辛苦打拚的同事們、還未找到定位的新進學弟妹們，分享我在這個大家庭裡學到的敬業樂業的體驗和心得。

一九九九年，脫離學生身分，準備迎接人生新的里程碑時，內心實在是誠惶誠恐。想想自己「長得不美，嘴巴又不甜」，實習期間，每位老師對我的評語不外乎：「佳韻啊，你明明就很愛講話、整天吱吱喳喳的，怎麼一到了病房就成了啞巴……」、「每個人都執行過的技術，為什麼你就是不敢做呢？」、「你都鼓起勇氣到病房門口了，怎麼不敢敲門，反而尿遁去了。」、「這樣下去怎麼得了！」……是啊，老天爺都聽到了。

揭開我護理生涯序幕的第一份工作就是在ICU。陌生的環境，多到記不得臉孔的學姊跟同事，在還不熟悉單位常規、工作流程之下，我因為單位人力不足而提早上線，開始了每天忙著做不完的治療、被護理紀錄追著跑的日子。當學姊相約去打飯，我和同事就相互勉勵，繼續餓肚子不敢離開病人半步，甚至有過八個小時滴水未進、下不了班的窘境。處在孤立無援的環境裡，與我同時進來的同事一個個離開了，我也在苦撐了兩個月之後，終於失去信心，帶著唯一的紀念品——胃痛，落寞的告別護理界。

很多人的第一次，似乎都不是美好的過程，但要緊的是如何捲土重來。沒錯，就是再試一下。再給自己挑戰的機會，擦乾眼淚再出發。

調適好心態後，我的第二份工作是在一家區域醫院的ICU。咦！又是ICU，真是「在哪裡跌倒，就在哪裡爬起來」的信念奉行者。我認真適應環境、用心和同事相處、學習照護病人、加強不足的技術，我漸漸有了自信心；當我能遊刃有餘的處理例行問題及突發狀況時，不僅工作狀態好轉，心裡也感覺踏實起來。

但學姊的一席話點醒了我：「現在的你已經可以獨當一面了，你要不要為自己訂定下個目標，到大醫院去學習更多，相信你的視野會更不同。」有了學姊的支持與鼓勵，我在二〇〇一年加入慈濟大家庭，如願進了首選單位——SICU（外科加護病房）。

因為SICU的屬性與先前工作單位不同，加上又要適應新環境、新同事，而且要記住的檢查流程跟工作項目、要上的在職教育、和病人家屬應對進退等等多如繁星的事情，讓我心力交瘁；有一次，當自己開車獨處時，忍不住情緒潰堤就哭了起來。之後，上班時點班點不到物品就哭，連利用動脈側壓器進行歸零或抽血的動作都操作得零零落落，更別說是接新病人或轉病房，常搞到自己都想放棄，懷疑自己行不行？更覺得對不起帶領我的學姊們。

但是他們總是微微地笑著說：「沒關係，放輕鬆一點，再試一次吧！」在跟我這「菜鳥」上班時，更有學姊輪流來cover（罩）我，提醒我照顧病人該注意的事項，若有新的儀器或不熟悉的技術一定要求我加強練習，隨時評值我的進度，讓我知道自己要加強的地方。

如果我做得很好，學姊會不吝惜地誇獎我，跟我同時間進來的同事們也會約好參加在職教育、重症單位訓練等課程。漸漸的我們變成了學姊的同事而非拖油瓶學妹了，大家的感情也因為共同走過這段過程而變得堅固，上班時更有默契了。

一晃眼，我在這裡竟然也工作四、五年了，有的學姊因其人生規劃而離開了單位，因此輔導新進人員的重責大任就落到了我的肩上。

在輔導的過程中，我發現自己的耐心會因為學妹的反應慢半拍而一點一滴流失，有時甚至會感到不耐煩，因此也就忽略了學妹脆弱的心靈容易受創。我實在厭煩這樣的自己，於是開始和護理長及同事討論自己的作法，也想起了學姊在帶領我的時候，不曾口出惡言，總是不厭其煩一次又一次的指導我這顆駑鈍的頭腦。最令我印象深刻的是，學姊總是微微笑著對我說：「沒關係，放輕鬆，再試一次吧！」

我重新調整了步伐，放慢腳步，等學妹跟上來吧！只有自己衝鋒陷陣真的很無趣，何不讓學妹有機會成長蛻變成我的好同事，一起營造更好的工作氣氛，讓大家更愛單位。

之後，護理部舉辦輔導人員訓練課程，承蒙護理長給予機會，讓我得以接受更豐富的知識、技巧，並透過分組討論與小組報告的腦力激盪，集思廣益各種可能的問題與解決方法，使我獲益良多。

回顧過往，我相信「教學相長」是不爭的事實，無論是當學姊或學妹，都需要轉換彼此的立場和心境，才能用「同理心」去體諒對方，珍惜難能可貴的緣分，一起為護理界更美好的將來繼續努力。

職場鹹酸甜

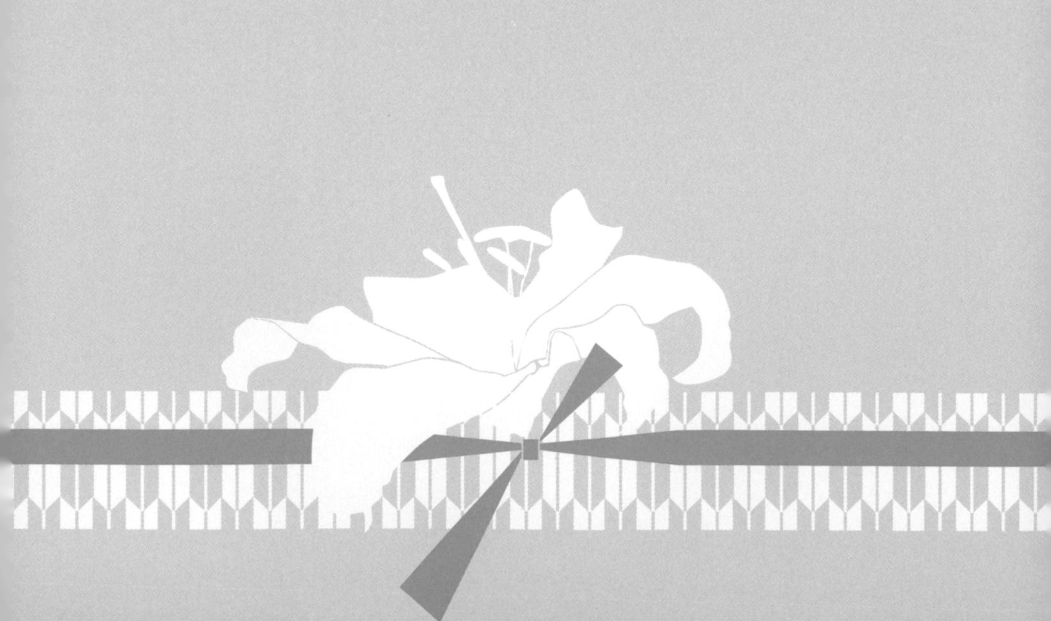

通過新手期，具有在職場上獨當一面能力的護理人員，隨著臨床經驗增加，漸次成為職場上的中生代，開始體會到護理工作各種職涯面向，宛如吃鹹酸甜一般，百味雜陳，卻點滴在心。

比如三班輪值，有人在意過年班，有人喜歡大夜班，護理人員如何正面看待自己的班表，是一門急需養成的善解功夫。此外，與病人、家屬或同事產生溝通瓶頸時，如何讓自己瞬間轉念，將逆境轉成讓自己更堅強的助力，不僅護理能力不會打折扣，護理工作的生命值也會大大提高。

在成為一位護理專業人員的過程中，必定有貴人相助；「貴人」可能是支持、相信你的人，或是給予提攜指導、陪你共度患難的人，甚至是故意來考驗你，讓你經過一陣痛苦後重生。

工作場所也是影響個人職涯的一大因素。願意回到曾經待過的職場，對於醫院及護理部是很大的肯定，歸結再度返回慈院工作的護理同仁的原因，除了在這裡找到歸屬感之外，能在此發揮護理工作價值，則是最根本的關鍵。

祝福每一位護理師，都能找到自己工作價值的歸處，樂在護理。

心情轉折過年班

文／康芳瑜
臺北慈濟外科加護病房護理師
（現為護理長）

身為一個護理人員，只要有病人在醫院裡，哪怕是風雨交加的颱風天，也必須出門上班，為病人提供護理專業服務，協助他們恢復健康。所以囉，就算是農曆過年，護理人員一樣要在醫院裡照顧病人。

我自己對於上過年班的感受，是從「不能接受」轉變到「樂意配合」。回想上班第一年，大家抽籤排過年班時，我抽到除夕前兩天到初一的班，連續四天要上十二小時的班。想到不能和家人一起圍爐守歲，心裡非常不能接受。

除夕上班時，沒想到值班護理長居然來發紅包，犒賞同仁們的辛勞，也安慰大家不能回家吃團圓飯的心情，於是自己原本不太能接受上過年班的心情遂平緩了許多。值班醫師們也發給每人一個紅包，人人笑顏逐開，過年的氣氛就在醫院蔓延開來。住在醫院附近的同事家人，也送來好多美味年節食物，感覺很像在吃團圓飯，只是地點從家裡換成醫院，一起圍爐的人也從家人換成同仁。因為感受到溫馨的年節氣氛，原先委屈的心情很快調適過來，開始覺得上過年班也沒有不好。

隨著年紀漸長，已不再眷戀年節的氣氛，反倒是越來越替病人著想，會去試著體認病人及家屬的感受。原本應是一家團圓的節日，加護病房內的病人卻是躺在病床上跟死神奮戰，家屬的心也陷入焦急之中，「過年」，似乎已被他們遺忘在憂慮的表情裡。

現在的我已不太介意過年要不要上班，我跟平常日子一樣，盡最大的心力，細心的監測與觀察病人的病情變化，提供護理照護，希望每個病人能夠在我們的照顧下日漸好轉。當病人康復出院時，我會對著病人和家屬說：「今年我們一起在醫院過了一個不一樣的年，回家後要好好照顧自己，明年要『在家』過一個更特別、更熱鬧的年喲。」

我的花花世界

文／江佳玲
花蓮慈濟醫院二十東病房護理師

標題有點奇怪，但卻是我在七年護理生涯中的深刻體會。七年的護理生涯說長不長，說短，卻也佔了我青春年華的大部分。轉眼即將邁入三十歲，而我仍在輪值三班。

所謂的三班就是早上八點至下午四點的「白班」，下午四點到晚上十二點的「小夜班」，晚上十二點至隔天上午八點的「大夜班」。同事間會彼此詢問接下來上什麼班，我會說「花花班」。千萬別誤會，我們上班絕對認真，跟花一點也沒關係。所謂的花花指的是一個段落的班別包含了白班、小夜班、大夜班。上到花花班時要怎麼調時差，只能說各憑本事了。

三個班別我最喜歡上大夜班。當大半個地球的人都入睡時，只有自己清醒著，頗有眾人皆醉我獨醒的意境。每每出門上大夜班時，我會仔細感受周遭，在深夜中會發現有股安詳的沉靜。若不趕時間，我會沿路聆聽夜晚的聲音，也會抬頭仰望閃爍的星子與檸檬黃的月光。

接近下班時的凌晨五六點，東方乍現輕濛的魚肚白，海平面緩緩升起一抹紅色，初昇的朝陽猶如臉紅羞赧的姑娘一般。看到此等美景時，內心總是感動莫名而深覺活著真好。以上這些全是我上大夜班的附加價值，更幸運的是，一人獨得。

上大夜班當然也有「不美麗」的時候，因單位特殊且為隔離病房，偶而會有獨自一人上大夜班的情形，這時得要有一顆熊膽，不然，可能一點細微的聲響，就會讓你嚇得有如驚弓之鳥，因此「膽大心細」是上大夜班絕對要具備的條件。

至於「小夜班」，我實在說不上來到底是討厭還是喜歡。下午四點到晚上十二點算是與家人相處的黃金時段，但自己卻要出門輪班；若是在年節時期上小夜班，那就更心酸了。因為年節時不論值大夜班或白班，都還可與家人團聚，若是輪值小夜班啊，索性就放開胸懷和病人一起過節慶吧。

值小夜班時，若遇到病人情況危急，有時會延遲到凌晨三、四點才下班。印象最深刻的一次是和學姊上小夜班時，當天要轉五個病人到別的單位，而急診和門診也訂了五床新病人要到我們病房，但是值班的護理人員只有我和學姊兩個人而已，

當下我豪氣干雲的跟學姊說：「妳放心去轉病人吧！這五床新病人交給我。」當我們兩人下班時，東方已露出魚肚白，一看手錶已經清晨五點了，我和學姊相視苦笑著說：「走！一起吃早餐去。」

另一次印象深刻的小夜班經驗是，午夜下班回家時，突然聞到一陣濃郁的香味，仔細尋找，發現盆栽開了一朵手掌般大的白色花朵，在夜色中靜靜佇立，孤傲而美麗。在我駐足欣賞的當下，內心禁不住慶幸自己有緣得見曇花盛開。

在三個班別中，白班是他人所謂的正常班，卻也是最令我感到痛苦的班別。我實在不喜歡早上六、七點就要起床，尤其是冬天，對怕冷的我來說，簡直是一樁酷刑；我也不喜歡白天的吵雜喧囂的車潮和摩肩擦踵的擁擠人潮。或許，我已習慣了夜晚的自在。

這就是我的「花花世界」，輪三班的生活寫照，也是護理人員真實生活的其中一面。有人認為三班輪值的工作可能會因為生活作息不正常，而失去健康；會因為時間無法配合，失去與家人相處的機會；甚至會因為日夜顛倒，而失去與人群互動的能力。但是我認為，輪值三班的工作形式，並非只發生在護理行業，如何調適並找到最佳的平衡點，才是護理人員最重要的課題。

最正確的選擇

文／吳佳儒
臺中慈濟醫院感恩五樓病房護理師

轉眼間，自己已從懵懂的職場新手轉變為中生代，從被訓練的新人變成輔導的資深人員。我常自省，在我的外科專業領域與護理人文，我成長了多少？吸收了多少知識？應變能力增長了多少？

外科病房講求的是快、狠、準。快，動作一定要快速，來來去去病人量多，綿綿不絕的術後病人，動作若無法快速，一定會「塞車」；狠，對每件事務必狠下決心使命必達；準，準確細數每位病人身上所有管路，少一條都不行，因為這關係著病人的存活。

很多人可能認為護理工作大同小異，其實每個科系有其獨特性、專一性，越深入工作性質，越會發現差異所在。比如泌尿科必須特別注意病人排尿情況、顏色、尿量多寡；整形外科則要注意傷口變化、有無滲液、味道；一般外科的學問更是廣大，每個器官在手術後，須依其手術方式而注意不同的地方。外科護理人員不但必須要求細心、謹慎程度，更須強化個人判斷力，因為可能一個小地方沒注意到，就會影響病人。以上都是身為外科病房護理人員應具備的特質。

最常聽到新進的學妹問：「學姊，什麼時候我也會跟你一樣，動作迅速俐落的處理好每一件事呢？」我會告訴他們：「大家都是經年累月努力累積經驗才有現在的成就，你必須給自己半年的緩衝時間，調適從畢業到職場、從護生到護理人員的變化，只要肯學習、虛心求教、多方觀察，慢慢的就會找到屬於自己的工作方式。」每份工作都有其困難性，必須努力學習，才能有好的回饋。

工作中，每個人難免都會有脾氣，尤其身在外科病房，病人的出入量大，常常會把醫護同仁的情緒、壓力拉到最緊繃，有時一個不注意就會出現「臭臉」。比如聽到病人一直按鈴，就會迸出煩躁感，講話聲可能會比較激動……，有些新來的學妹會因此感到害怕，認為學姊脾氣壞，其實只是忙碌讓我們情緒變得緊繃了。

換個角度來看，這也是對自己情緒收放能力的一種考驗，因此我會對學妹說：「不要把情緒帶到工作中，病人住院已經很不舒服了，如果又接收到護理人員壞脾氣的照護，不是讓病人更感痛苦？」若能設身處地多為病人著想，讓病人覺得護理人員就像家人一樣，雙方的相處就會很順利了。

對於這份工作，我個人非常滿意；對於單位同仁，不管是學姊、學妹，能在一起共事就是緣分，大家能合作互助，一直是我最感到慶幸的地方。不管工作多忙碌，當自己的事做完後，彼此都會相互詢問：「有沒有我可以幫忙的地方？」即使只是鋪個床、打個針，大家不分你我的互助心態，這是讓我覺得身在這個團隊最感到幸福的地方。我們的工作重視團隊互助，尤其遇到急救的時候，如果還斤斤計較誰該做什麼，沒有一定的默契，就會打亂急救的緊急性。

工作氣氛和夥伴是在職場中最容易影響彼此的因素。

從事護理工作，我認為是我生命中最正確的選擇，不管如何忙碌，能適時緩解患者的病痛，安撫家屬不安的心靈，這都是身為護理人員的我樂於從事的工作。家人說過：「能照護病人，間接的也是在為自己增加福報。」這句話讓我覺得護理工作必須完全無私的付出心力。尤其在遇到可愛的病人時，更會覺得當初不但選對職業，更是選對工作場所，又很幸運地遇到優秀的工作夥伴，讓我覺得「這裡是我未來努力不懈的地方了」。期許自己能從工作中提升心智、增長智慧。

我的微笑實驗

文／何佳佳
臺中慈濟醫院感恩三樓病房副護理長

選擇護理職業後，我會藉由不斷地進修來調整自己，充電再出發。不管是醫院或院外課程，或是看書讓心靈沈澱，總有好收穫……

七年的工作經驗奠定我良好的內科經驗，雖然看過許多生老病死，但在面對臨終及癌末病人時，仍不知道要以何種心情面對，更不知如何膚慰家屬的心情。有一次，在醫院的倫理課程觀賞電影《心靈點滴》，男主角始終堅持自己的信念，並據以打破傳統的制度流程。比如他認為只要努力用笑容及親切的對話，很容易就能與人們拉近距離，所以他可以很快和病人熟稔，並幫助癌末病人走出自己的小框框，完成內心未完成的夢想。

看完電影後，我省思我之所以從事護理工作，是因為我熱愛人，我想要幫助病人，可是在臨床上我似乎總站在自己的角度判斷病人的需要，而忽略了病人自己內心的需求。

於是我開始學影片的男主角派奇，進行微笑實驗。從出門到醫院，只要看到人就給他一個點頭微笑，對方雖然不認識我，也會回饋我一個淡淡的微笑。當我面對病人時，更會主動給他們一個微笑及大聲說早安，發現我跟病人的距離拉近了許多，有些病人甚至會主動跟我聊天，而我可以藉此了解他們的需求，適時向醫師反應。儘管臨床工作忙碌，但是再忙，也要用微笑看待每件事；再累，也別忘了給病人基本的尊重；再煩，也別對身邊親近的人生氣。

近日上課時，老師要我們彼此反覆詢問：「你是誰？」我也藉此機會反覆自問：「我是誰？」內心的我回答：「我是病人心中很會打針的護理長。」、「我是媽媽心中需要安慰時，可以給她溫暖的女兒。」、「我是公公的特別護士，隨時注意他每月的抽血情形及洗腎狀況。」、「我是學妹眼中很少生氣的學姊。」，雖然有這麼多答案，但真正的我到底是誰？我是不是一直在扮演別人希望我達到的角色？在忙碌不已、腳步匆匆的護理生涯中，我重新思考人生的定義，發現「掌握」及「放下」都是我要學習的課題——學習在掌握的當下，內心也同時放下。

我想我會從事護理工作，應是上天給我的磨練和功課。這門功課既沉重又重大，何時才能達到圓滿？我想我需要更多的知識和體驗，盡力做好自己該做的事，才能完成這門功課。

離家近的好工作

文／吳雨靜
大林慈濟醫院5A婦兒科病房護理師

畢業後，一面等待考執照的日子，一面投履歷到住家附近的醫院。某一天接到大林慈濟醫院通知面試，也順利通過考試，於是考完執照三天後便開始我離家不遠的臨床護理生涯。在大林慈院產兒科病房的兩年十個月這段不長不短的歲月，期間歷經了各種大小事情，一則是身心略有疲累，二則是想體驗我嚮往的都市生活，於是提出離職。

休息一小段時間後，開始找工作。一開始是鎖定不用輪三班的護理工作，不料事與願違，接二連三找到的工作，自己都無法適應。面臨一次次上班不到一個禮拜就離職的窘境，最後接到某家區域教學醫院的上班通知，於是懷著忐忑不安的心情到婦產科病房，再次開始輪三班的日子，每天又像忙碌的蜜蜂般，不停來回穿梭在病人間。十個月過去了，此時的我身心俱疲，常想到慈濟的同事是不是也過著同樣的生活。

後來跟大林的同事聯絡，她們鼓勵我若能適應就繼續待著，不然就回來吧！同事的溫暖讓我深受感動，終於鼓起勇氣，在家人的支持下提出辭呈，再度回到熟悉的大林慈院產兒科病房。回來後看到的人、事、物雖有些不一樣，但是在這裡感受到的和善氣氛沒有變。

病人是我們的臨床老師，現在我回來了，要跟單位的夥伴們一起努力，將自己的所學運用在病人身上。

回到自己的家鄉，在大林鎮這所田中央的大醫院工作，真有說不完的好處：上班離家近、放假就可以回家、空氣好、民生消費不高，而最重要的是工作氣氛愉悅。回到大林慈院這個大家庭，真是快樂。

職場好「孕」

文／溫欣菁
大林慈濟醫院社區健康照護室
出院準備服務計劃護理師

小時候醫院一直是讓我感到害怕的地方，還記得小學五年級時，打針都還要兩個大人捉著，才能讓我就範；有一次甚至還用「無影腳」踢了要幫我打針的護士。曾幾何時，那個練習打針的手抖得像是帕金森氏症發作的女孩，轉眼間已經從事護理工作十多年了。

剛到慈院時在7A病房，病房的屬性特殊，只有少數幾個病人會說話，且很少有家屬來探視。看著身體狀況日漸衰退的患者，在反覆進出醫院後離世，雖然知道生老病死是人生必經的歷程，但這樣的情形一再重覆，讓我覺得人生毫無希望，一度有離職的打算。之後在護理長不放棄的鼓勵下，終於適應了病房的工作特性，並考取假日在職專班繼續升學。

工作、學業及家庭，每天周旋其間，不論精神及體力都漸漸感到無法負荷。之後甚至因為單位排班與實習學程的時間無法配合，為了兼顧上課及實習，我開始昏天暗地的配合班別上班。

已走入婚姻兩年多的我，一直為仍未受孕而感到沮喪，因此當醫師告訴我「不孕症」時，心中一股即將溺斃般的絕望及無助感，讓離開護理職場成為當時唯一的決定。於是我遞出辭呈，在家休養生息，生活暫時以學業及家庭為主。

記得當護士以來，三班輪值的工作性質，讓「睡到自然醒」是一件好奢侈的盼望。離職在家後，當「奢侈」變成了「常態」時，心中總沒有踏實感，生活中似乎欠缺了什麼。雖然有同事羨慕我能夠休息，但「好命」並沒有帶來「好孕」，想要當媽媽的願望和生不出孩子的壓力如影隨形，每天在家胡思亂想不僅不能改變現況，甚至會讓我鑽進死胡同。於是在課業減輕後，在當時的英美護理長及慧燕督導的鼓勵及協助之下重返職場，接任出院準備服務工作。

出院準備服務以個案管理為主，與之前的臨床工作性質迥然不同，但在單位同事熱心協助下，我很快就打破對新工作的陌生感。現在我已經可以很熟稔地與家屬討論出院照護問題，並協助長期照護資源轉介，讓病人能在周全準備下順利出院，以及出院後能得到完善照護。我在此工作中得到很大的成就感。

重回職場，轉眼已過了好幾年，現在的我不但完成學業、工作順手，最開心的是家中多了兩位可愛的女兒。原來，只要放開心胸，投入工作，不但工作會有成就感，好「孕」也會降臨。面對未來，工作或許仍會有挫折，但我相信只要有心去做，任何困難都能一一克服。

唯一選擇

文／陳淑娟
臺北慈濟醫院神經內科病房副護理長

護校畢業時，從未離家過的我與三位同學約好一起到花蓮闖天下，於是來到花蓮慈濟醫院內科加護病房，並且在這裡遇到我職場生涯的第一位貴人——高夏子護理長，她帶領我進入看似嚴肅，實則處處溫暖感人的護理世界，讓我從此深深愛上護理工作。

工作一段時間，深感有再進修的必要，於是返鄉讀完專科，再度回至花蓮慈院服務。之後有機緣前往加拿大遊學一年，瞭解加國的醫院及制度。返臺後就在臺北工作五年，繼而往赴美國進修，歷時兩年再回到臺北，擔任特聘護士。時間就在自己不斷地尋找目標中流逝。

那時，靜心細思，雖然離開臨床已經四年，但知道自己對護理還有熱情、憧憬，於是選擇投入當時已成立的臺北慈院，而且是唯一選擇，因為是慈濟開啟我對護理的愛。

在臺北慈院加護病房五年，歷經長官的更替，留下一起努力的痕跡；歷經同仁的去留，記憶有過的笑語汗淚；歷經單位的歷史，所有認真的過程，無非是希望單位可以更好、更穩定。但計畫總是不如人意，在灰心及挫折的漩渦下，以逃避的心態，我很難過的提出離職。還記得當時我心裡一直問自己：「與慈濟的緣分就這樣結束了嗎？當初再回來，就是將這裡當作最後的歸屬，現在真的要離開了嗎？」

離開之後，轉至安寧病房工作，陪著家屬走最後一段路，體會到生命要及時把握，錯過了不一定有機會彌補。從安寧的領域中，重新檢視與人的關係，之前對同仁的不厚道及苛求，放大到對主管、對醫院的苛責。在此期間，懿德媽媽的陪伴，讓我經常省思當初離開的決定，讓多少關心我的人傷心，而我仍執意離開。經過一番深刻體會後，我告訴自己：「若是再有一次機會，我願意再努力，不但是為慈濟，也是為自己盡一分心力。」

感恩菩薩聽到我的心聲，現在我又回到當初讓我有護理熱情的地方。感恩在此期間與我交會的人，感恩讓我再回來這個大家庭的人，你們皆是我生命中的貴人，謝謝你們豐富了我的生命。

甜蜜負荷

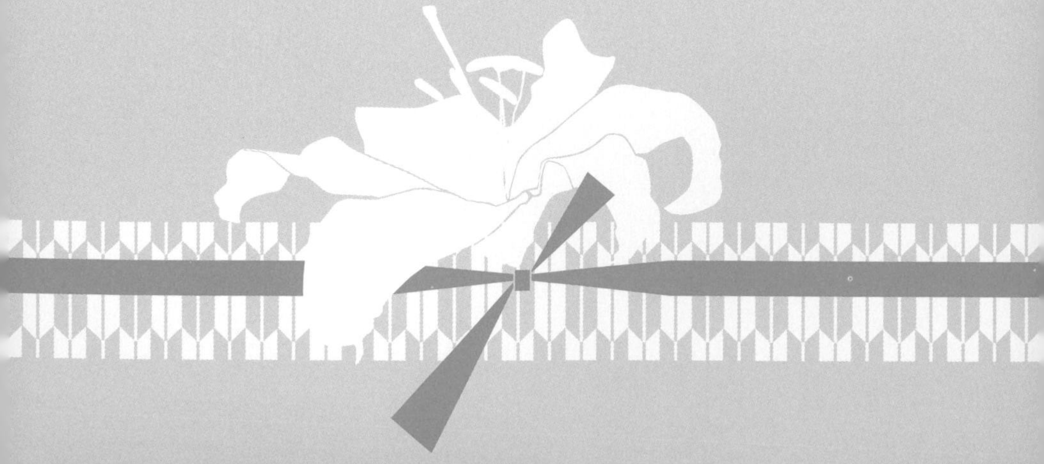

回首來時路，湧上心頭的感動，是沿路上給你一杯水、為你打氣、陪你走一段路，甚至是攙扶著你的人；在每個人的生涯十字路口，或是心靈轉彎之際，身旁的家人與同事，常常是最堅實的支持力量。

護理工作的壓力，有部分在於背負著「修復生命」的沉重使命，另外還有對家庭的甜蜜負擔。工作與家庭的負荷，為每位護理師淬鍊出生命的品質與美感。

談情說愛

文／葉秀真
花蓮慈濟醫院護理部督導

為幫某位同仁慶生，幾位護理人員相約至KTV唱歌，就在大夥鼓動她繼續唱歌時，突然聽到麥克風傳出哽咽的聲音。接著聽到有人大喊：「她現在失戀中，不要叫她唱情歌了，害她勾起回憶，她快哭了！」、「那幫她點一首張惠妹的『別在傷口灑鹽』。」……一群人又哭又笑的鬧成一團。原來是細心的同事，為了避免失戀後的她孤單過生日而舉辦的慶生會。

看到褪下護理師服後的快樂女孩，這才是屬於她們的青春。平日在職場上面對高壓力的醫療環境加上必須顯現專業穩重的一面，有時也隱藏了一些本性。多數護理人員的空間就只有醫院與宿舍，工作與睡覺佔每人每天最多時間，若真要談一場戀愛何其容易。

偶然瞧見一份報紙裡的醫師投書如是說：「大多數的護士還是乖巧老實，木訥、保守、一板一眼，而且護理技術精通，行政能力純熟，上至應對上級衛生所查核、警察局管轄、消防大隊檢查、勞保局申報費用，或配合衛生署的新生兒篩檢、肝炎疫苗注射等等，下至燈泡燒壞、冷氣故障、蚊蟲太多或醫師情緒不佳，都要能修復安撫一一化解，可想將來治家理財必是一位標準賢內助。」

以下這段描寫應該是一般人對護理師特質的看法：「白衣天使在工作上犧牲奉獻，大夜班徹夜不眠實在不是凡人所能忍耐，更顯出她們的敬業精神。這種苦行僧般的歷練在未來家庭裡，憑她們的護理愛心耐性、育嬰心得經驗，一定是典型的賢妻良母，就看哪些個福氣的男子有好運氣能娶到她們了。」

許多人對護理師都抱著如上述般的想像，刻板地認為護理師必是溫柔賢淑、體貼懂事、會照顧家人……等。許多男性朋友得知我在醫院擔任護理師，便說：「有沒有適合的可以介紹給我認識。」尤其是遇到老人家，更是直接將家族中未婚的子姪，甚至孫子，全搬出來配對，很希望能娶個護理師回家。

但是護理人員本身的看法是如何呢？根據一份新聞記載：「護理人員三班輪調、作息混亂，加上面對越來越緊縮的人力，工作量大增，即使休假中也經常被call出來上班，沒有生活品質可言。每天忙碌勞累不堪，補眠休息的時間都不夠了，哪裡還有力氣及心思去『交友』，許多護理人員就這樣蹉跎了大好青春。」

此外，護理人員也未必如外界所言，交往對象必然是醫師。根據調查，護理師的另一半並無特定職業限定，但都有一個共同特質——就是對另一半絕對「體貼」，能夠接納護理師的工作內容與上班時間。

多數人都認為護理工作三班輪調的特性，必然影響交友狀況，但是從已婚護理人員的經驗可發現，輪班制不是絕對的問題，通常雙方在交往過程中就會協調、溝通，乃至婚後家庭照顧的安排都能找到平衡點。或許過程中可能會影響個人護理生涯規劃的發展，但是決定身旁是否有伴侶，卻取決於本身自己的態度，所以千萬不要將自己封閉在白色巨塔內。

在此雖然難以給護理人的感情生活任何建議，但是如同上人的智慧言語：「人生的力量要用在有意義的地方，年輕人應把握時間，珍惜人生，只要認真生活，人生道路方向正確，不怕沒有人愛你。」

以愛得愛，以敬得敬

文／陳美慧
花蓮慈濟醫院二五東病房護理長
（現為臺北慈濟醫院護理長）

年輕時曾經好奇，兩個相愛的人若不能天天相守，分隔兩地的情感要如何經營？此刻回首過往，才知道原來每個人一生的緣分，冥冥中早已注定。

學生時代因公車通勤遇上外子，愛情長跑七年才結婚。爾後因公婆的健康狀況不穩定，急需有人照料，但外子是職業軍人，無法隨侍父母身旁，我認為媳代子職照顧二老是本分事，遂毅然辭去北部多年的工作，回到花蓮家鄉陪伴兩老膝前。

適逢花蓮慈濟醫院成立心蓮病房，需要有臨終關懷照顧經驗的護理人員，我因此加入花蓮慈院這個大家庭。初到花蓮人生地不熟，難免會感到陌生、孤獨與無助。不過，這種孤寂感隨著我投入心蓮病房團隊工作而漸漸釋懷。除了同事間相互支持外，另一個原因是，若與病人相比，我發現自己何其幸福，還擁有許多希望——期待每次與外子的相聚。

外子職務異動不定，我們一直都是聚少離多，只能用電話來維繫及了解彼此的生活，因此我們都很珍惜休假團聚的時光。外子個性穩重，對於分隔兩地，我並沒有太多擔心，我們一直都以信任、坦白讓彼此放心。

婚後六年在家人期待下，我和外子決定生一個寶寶，這又是生命中另一次的挑戰。「家」之於我、先生、孩子三個人怎麼相聚呢？平日忙完工作上的業務都已是夜闌人靜的時候了，加上我獨自一人要照顧重症的公婆，如何負荷新生命的降臨？現階段我們還有經濟的壓力，我不能沒有工作；但我若去工作，孩子要給誰帶？先生是職業軍人，如何照顧孩子？若是孩子從小不在身邊，會不會感情疏離？……一時之間，多了好多問號，但是我相信困境總會有出口。

做完月子，與公婆、外子討論後，決定將孩子送到北部請媽媽照顧，我繼續在花蓮工作，先生繼續軍旅生活。

每一天，我和外子下班後，都會跟寶寶進行愛的連線；各自和寶寶說完電話後，再互相分享和寶寶說了什麼。雖然孩子還不會說話，但是每次掛完電話，心底還是會漾起一股幸福甜蜜的感覺。

自從孩子走進我們的生命後，我每天工作更是賣力完成進度，期待休假全家相聚的日子。孩子五歲後，決定帶回花蓮就讀慈濟托兒所，一方面就近照顧，一方面也希望孩子能在人文的環境接受薰陶。

一路走來，不管是夫妻之情、親子之情，都必須忍受「愛別離」之苦，但也經過了尊重、溝通、協調和用心的經營。如果真要說有什麼妙法可以得如此好緣，我所做的只是「以愛得愛，以敬得敬」而已。

行孝要及時

文／吳玉蓉
臺中慈濟醫院門診護理師

與慈濟結緣始於之前就業的中醫診所，院長相當推崇慈濟。有一個星期日早上，院長帶我們這群小護理師參加慈濟活動，我才開始認識慈濟。

後來有緣進入臺中慈濟醫院工作，期間擔任門診人文組組長，讓我更深入了解慈濟，也充分體認世上有兩件事不能等：一是孝順、二是行善。雖然我已出嫁，也當媽媽了，還是要把握機會行孝。但是又要工作又要進修，讓我好長一段時間奔波於學校、醫院、夫家間，即使心中一直記掛著要關心自己的父母，卻分身乏術。

在慈濟工作最幸福的是有懿德爸爸媽媽，把我們當女兒一樣關懷疼愛。在一次聚會中，我提到無法常回家看父母，懿德爸媽善巧地詢問我星期日能否跟他們到社區養老院進行關懷，我立即答應了。

那天，我們除了唱歌娛樂長輩，也陪他們聊天。我陪伴的是一位超級健談的奶奶，她說：「今天很高興妳能來陪我，希望妳能答應我一件事，當我幾個小時的家人好嗎？」原來奶奶的兒女皆已成家立業，老伴又去世，她是自願住進養老院。

奶奶這一席話震撼了我，原來父母每次電話中說的：「我很好、不用擔心。」是對子女的疼惜，並不代表父母不需要陪伴。回程的路上，心裡一直想著奶奶跟我說：「小女孩，妳現在嫁人啦，有空要常回家陪陪父母。」這讓我想起單身時，我喜歡和朋友到處去玩，甚少陪伴父母；也常因為一點小事，而說話刺傷父母。現在我嫁人了，若不及時行孝，更待何時。

這次活動無異是給我當頭棒喝，讓我知道時間分配是由我自己掌握，只要我真的想回去看爸爸媽媽，一定可以挪出時間，現在我固定一個月回去一至二次陪伴父母。

除了要陪伴娘家的父母之外，夫家的成員，我也必須照顧。平時不論是侍奉公婆、照顧孩子、到醫院面對各種工作挑戰，我都能輕鬆以對，唯獨當家中有人生病時，真的是蠟燭兩頭燒。

有一次，兒子因腸病毒住進隔離病房，需要我照顧，但小女兒也需要人照顧，還好我有一群強而有力的後盾。門診同仁們自願幫我代班，甚至買早午餐給我吃；婆婆也接手照顧小女兒，讓我可以安心在隔離病房照顧兒子。

記得婆婆曾告訴我：「既然妳熱愛護理工作，妳就放心去做，但前提是不可以不顧家庭。」我現在懂得在家庭及工作間取得平衡，因為真正的愛，是要先照顧好自己及家人，唯有如此，工作時才能全力以赴照顧好病人及家屬。

在門診服務這段期間，我的態度從以前的傲慢轉為謙虛有禮，昔日的晚娘面孔現今也抹上了慈濟面霜，口說好話更是天天在家中及工作場所流傳。我的這種轉變對於我在醫療服務上也有很大的幫助，曾經在慈濟道侶叢書看到一句話：「醫護行業的崇高價值，被服務過的人最清楚；醫護工作的艱辛與視病如親的對待，病人和家屬感受最深。」感恩門診護理長及同仁，還有我親愛的家人，共同護持我走在這條美好的慈濟護理大道上。

最美的新娘

文／張尹箏
臺中慈濟醫院急診室護理師

雖然護理工作需要輪值三班，生活圈又小，但我還是幸運地遇見我的白馬王子，並相約一起牽手走人生的後半輩子。當決定結婚的那一刻，滿是喜悅；只是喜悅過後，面對工作以及婚禮的大小事務，我開始懷疑自己是否能勝任？

因為是在單親家庭長大，我從小就訓練自我獨立，因此婚禮細項一律自己包辦，就怕麻煩到長輩，也擔心他們會太累。過程中不免因雙方家長意見不同而感到煩心，甚至煩到我連工作時也會不停想起，以致無法專心工作；隨著時間一天天過去，婚禮的籌備事項似乎總是做不完，焦慮與無助感在心裡一直擴大，最後影響到生理，我開始出現喘不過氣的症狀，感覺壓力好大，有一天上班時終於忍不住掉淚了。

還記得那天我眼睛紅通通的去上班，細心的護理長一眼就看出我不對勁，不但傾聽我的煩惱，也不停開導並給我一些好建議，同事們也給我安慰及鼓勵，讓我倍感溫暖。此外，也要感謝姊姊，幸好有她陪著我一起處理，各種大小事才通通搞定。其中最重要的是陪我取得母親的同意。

也許是母親的經驗令她不再相信婚姻，她不希望我們太快走入婚姻，要我們盡情享受單身的美好，因為結婚後就必須承受另一個家庭的責任。我們姊妹倆和媽媽溝通了很久，母親才放心將我交付給我的另一半。也因為有大家的幫忙與祝福，婚禮圓滿完成，我當了自己心目中最美的新娘。

現在，走入婚姻的我已漸漸適應已婚的家庭生活模式，接下來就是要準備當媽媽了。雖然也會擔心三班輪值，作息無法正常，可能會影響身體，因此也積極調整體質，期望家裡的新成員能順利報到。

我覺得自己很幸運，有一群親朋好友、好同事們一路相互扶持，才能順利完成每件人生大事。除了感謝他們外，也期許自己帶著這些祝福，擔任好屬於我的每個角色，繼續未來的生命旅程。

當病緣來時

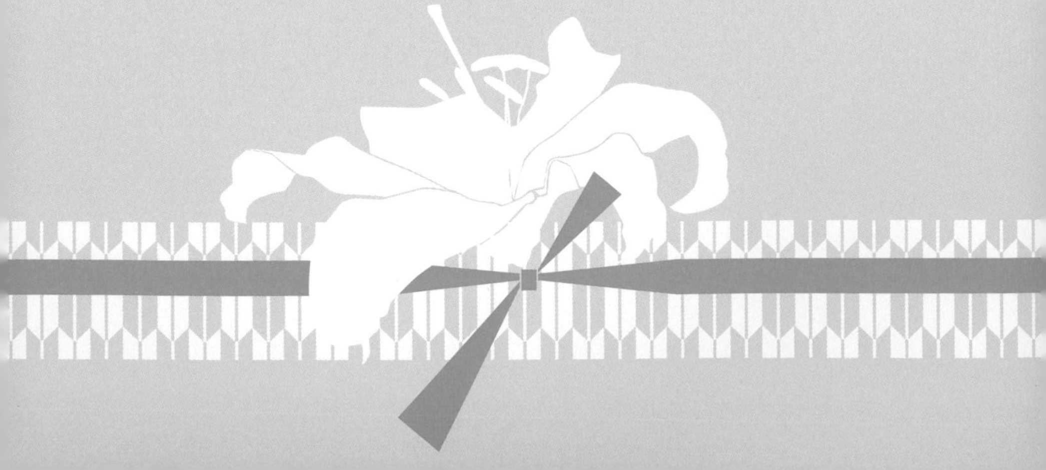

當習慣作為病人與家屬後盾的護理人員，遇到至親生病時，是鎮定因應？或是焦急、茫然失措？當從病人家屬的角色重新返回工作崗位，再次面對病人家屬時，這段曾身為家屬的經歷，讓他們懂得家屬焦躁急切的心情，願意多些溫暖給家屬，讓病人及家屬在接受醫療照護期間得以身心輕安。

勿忘初發心

文／廖慧燕
大林慈濟醫院護理部副主任

常常跟新進人員或學生說：「當你在職場久了，一定要保有『初發心』。當你照顧一位臥病在床的病人時，可以試想若是自己躺在床上，希望別人怎麼照顧你？」每當看到學生認真的眼神，總是讓我感動，但是幾年下來，當學生變成同仁，言行舉止是長大成熟了，不過當工作繁忙時，常容易忘了關心、忘了觀察，只想著快快將工作完成。

有一次，家母前往嘉義某醫院照X光時，因為脊椎痛無法依照要求擺位，沒想到技術員竟對我母親大吼大叫，身為家屬的我真的是心痛萬分。當我忍住憤怒想瞭解原因時，該人員仍然擺出臭臉且不理會，我忍無可忍要去投訴時，她的態度才三百六十度大轉變。當時心想：一定要這樣嗎？她能忍受別人這樣對待她的母親嗎？沒生過病，不知道生病的痛苦；沒遇過家人生病，不會知道家屬等待的焦慮。當護理人員轉變成病人或病人家屬時，才能體會那分煎熬。常常省思自己多年來工作的種種，希望自己對病人及家屬能有更多的關心及同理心，讓他們感到安全及放心。

「做事要細心、講話要貼心、對人要關心，別忘記微笑喔！」這是我時時會提醒同仁的話。期待護理人員能真正成為一群聞聲救苦的白衣大士，用心為受苦難的眾生盡力。

與死神交會剎那

文／劉麗慈
大林慈濟醫院心蓮病房護理師

那一天，我深刻的體會到什麼是「生死一瞬間」和「奇蹟」。

即將要生產的我，五月十五日下午覺得腹脹，似乎整個肚子快掉下來。到了晚上，感覺撐不住了，趕緊掛急診。沒想到，從這一刻開始，我便與死神搏鬥……。

當醫師說「已經開四指了，立刻辦住院」時，我心裡不解的想：「真的要生了嗎？可是跟學理上的徵兆不符合啊！」經歷了莫名其妙的陣痛、上腹痛，產程一直沒進展。醫師告知為了避免危險，必須進行剖腹產，痛到不行的我一口答應。五月十六日早上，終於把「大熊」生出來了。

可是，「生完了，為什麼肚子還是這麼脹、這麼痛？」醫師說我的三酸甘油脂高達九千多，我只覺得這數據是天文數字。後來一連串的會診似乎仍沒什麼改善，身體的不適讓我變得煩躁，只希望每個症狀都能在最短的時間內得到緩解。腸蠕動針劑、軟便塞劑都用了，但是毫無作用；後來我要求放鼻胃管和肛管，心裡盤算著「由上、下分別引流、排放出來不就得了。」為什麼這麼簡單的事不趕快做，心裡實在生氣。

十七日當天我越來越不舒服，到了晚上，我喘得厲害，直到十點多，喘到無法入眠。我心想再這麼喘下去，應該撐不過今晚了……。到了半夜，醫師終於來了，看見醫師彷彿見到一道曙光，醫師告訴我到ICU觀察比較安全，需要on CVP。

那時的我還算鎮定，但是心裡想著「ICU」、「CVP」，這些器具不是我平常用在照顧病人身上的嗎？現在我必須靠他們來維持我的生命了。到了ICU，工作人員圍了過來，on A-line、上lead、換NRM、on CVP……那時還真的什麼都不怕，覺得要跟他拼了！

後來進行全身電腦斷層，終於找出元兇是「胰臟炎」，必需立即開刀，不然有生命危險。當得知有性命之憂時，傾刻間，所有的事都湧上心頭——我的家人、小孩、先生怎麼辦呢？我還沒寫遺書、我還有好多事沒做⋯⋯。一下子，整個心情浮躁難安，只想快快解決此事，恨不得自己走去手術室了。

當我醒來時，身上多了Endo和三個引流管。那時，腦袋一整個空空蕩蕩，什麼也沒想。每天的會客時間是我最期待的時刻，很多同事會來看我，跟我說話，看著同事為我製作的大熊海報，看著大熊幸福、福氣的臉，心裡很感動。

日子一天一天過去，因為肋膜積水的關係，又on上一條pig-tail，真是痛死了。痛到我心想：「為什麼不把我打昏呢？」當我越來越清醒時，就越是躺不住，越是期待轉出ICU，等待的日子真是漫長。

五月二十七日，終於要「出關」了。因為病情漸有起色，所以拔了CVP，撤了TPN和笨重的pump。我的活動越來越自在，也開始學走路，沒想到雙腳變得如此軟綿無力，幸虧有師姊、同事幫我按摩，不然可能換來一張跌倒事件報告單。

一個多月來，麻煩了很多人。感謝幫助我的醫師、關心我的主管、照顧我的護理同仁、幫我按摩的志工和陪伴我的心蓮夥伴。自己當過病人後，才體會到不論管路多細，在身上都會感到不舒服；翻身擺位也很重要，動作一定要輕柔，因為這些小動作都大大牽動了病人的舒適與感受。現在的我能體會病人的心、病人的苦，我想日後照顧病人，我更能貼近他們的心情，了解他們的需要。

全家關懷——照顧病人，照應家屬

文／林純慧
大林慈濟醫院呼吸照護病房護理師

臨床工作多年，照顧病人沒有問題，但我從沒想過家屬也需要照顧。來到呼吸照護病房工作後，發現同仁們與家屬相處良好，彼此像朋友一樣；護理長也常告訴我們，要多與家屬溝通，才能了解問題所在，而且在照顧病人時也會比較輕鬆。但我心裡還是覺得與家屬互動是很難的一件事。

直到有一天，父親因嚴重肺炎住院治療，我才了解身為家屬的心情。無論在家或上班，只要聽到電話聲響，就會驚嚇，害怕是不是父親病況有了變化。想起曾聽一位家屬說：「家中若有人生病，我每天都睡不好，最害怕的就是接到醫院電話。」現在終於了解他說的那種感覺。父親住院期間，感恩同仁們用心、細心照顧及鼓勵，父親終於順利出院，我也能安心上班。

回到工作崗位後，發現只要多與家屬溝通，就能了解患者平日生活的點點滴滴，家屬也會自然而然把我們當成朋友或家人那般對待。我也發現家屬非常敏感，他們會注意護理人員的表情、動作、態度和說話語氣。如果護理人員很忙碌，臉上的笑容不見了的時候，說話的語調也會變得比較高，因此會讓家屬覺得不舒服，這時若需要與家屬溝通，最好是可以請同事幫忙協調；若遇到比較不放心的家屬，護理人員要付出更大的耐心與時間進行溝通及安撫。當病人病情不好時，要給予更多關懷，才能讓家屬安心。

總之，除了照顧病人，更要對家屬好一點，多給予心理支持，讓他們能感到溫馨。這是我們應該努力的方向。

磨人的意外假期

文／沈芳吉
花蓮慈濟醫院護理部督導

舒服的斜靠躺椅，聽著窗外雨滴叮咚輕敲玻璃窗的聲音，口中喝著香濃的咖啡……啊！多美好的享受啊！拿起遙控器，轉遍一百一十五臺，一個人在家霸佔電視的下午，實在太令人愜意了。

上述情節，正是我前段時間的生活現狀。平時忙於護理工作的我，總是憧憬著能有浪漫的午後時光；但是當夢想成真後，我卻覺得是一種令人害怕的折磨。

還記得發生意外那天，我騎著摩托車載著女兒，準備去保母家接兒子。行經自強路時，微風徐徐，令人心曠神怡。雖然心情輕鬆，但我還是有注意到前面的十字路口已顯示紅燈，正減速要停車時，突然，對面車道一輛轎車逆向朝我駛來，我還來不及反應時，轎車車頭已經撞上我的左腿，我和女兒隨即倒臥在地。

我馬上確認女兒狀況，幸好只有門牙流血與晃動，頭部與身體沒有其他傷害；這時我才發現我的左腿痛到完全不能動，左背部更是痛到連呼吸都會痛，直覺告訴我應該是骨頭斷了？在救護車上我不斷祈禱，「只要骨頭沒事，不管多大的疼痛我都能忍耐。」但事與願違，我左腿髕骨真的斷了。得知要打石膏三個月不能走路時，我的心情只能用「晴天霹靂」來形容。

剛開始休息前幾天，除了身體上的疼痛與不便外，家事大多由先生與女兒分擔，對於受傷前每天忙於工作與家庭的我來說，還真有點「享受」的感覺。但是過了半個月後，心情越來越不好、脾氣越來越暴躁，還差點得了憂鬱症。站在二樓看著窗外路上行人走路、跑步，才體會原來「平常」就是幸福。

此外，以前在提供護理服務時，總以為病人的病與痛只是一種症狀，現在我發現我真的錯了。以前照顧骨折病人練習走路時，總覺得不論怎麼教，他們就是學不會；當我現在自己拿著枴杖，才發現我不但同手同腳，而且還走不出半步。以前總埋怨病人為什麼不叫護理師幫忙，導致自己跌倒還害得我要寫意外報告，現在我才知道身為病人不好意思一直麻煩別人的心態。另外，以前也不了解病人為什麼那麼情緒化，當自己成了病人後，才了解他們心中的苦悶。

這次的經驗讓我體會出「能做就是福」的真諦。現在，我又回到工作崗位了，很開心每天可以享受忙碌的樂趣與充實。有時聽到週遭的護理姊妹抱怨工作辛苦、想好好休息時，我就會跟她們分享我的經歷。就像《靜思語》裡上人告訴我們的：「人一旦無所事事，虛度光陰，精神就會萎靡不振，生命也就失去意義。」我的經歷印證這句話。未來的我在工作中，將會抱著更感恩的心去付出，並且更熱愛這分工作。

懂家屬的心

文／巫思詩
臺中慈濟醫院急診室護理師

二〇一一年十二月五日凌晨一點多，一通電話把我從睡夢中驚醒，那端的聲音是我不曾聽過的緊張、顫抖與啜泣聲，仔細聆聽後才發現是姊姊的聲音。姊姊在電話中說爸爸在睡眠中突然沒了呼吸，媽媽察覺時，爸爸全身冒冷汗，一動不動的躺在床上。緊急通報一一九，救護人員趕到家中時，爸爸已無生命徵象。姊姊打電話時，爸爸正在醫院急診室急救，結果未定。

頓時，我腦袋一片空白，想著，晚上十一點時爸爸不是才剛跟我通過電話而已，怎麼會在兩小時後，竟傳來如此噩耗。媽媽透過話筒說著：「你爸爸這陣子只是有點小感冒，沒什麼不舒服症狀，但在睡前卻突然想打電話跟你聊天，或許他知道些什麼吧！」話語至此，我再也忍不住放聲大哭。

簡單收拾用物、緊急和單位聯繫後，即刻搭上計程車返家。我很想此刻就陪在爸爸身邊，只是臺中到臺北的距離怎麼這麼遙遠；止不住的淚水，望著車窗外灰黑的夜色，我在心中不斷祈禱，希望爸爸會一直都在。

趕到醫院急診室時，爸爸已經轉入加護病房。主治醫師表示這突發性症狀暫時找不到原因，須持續觀察才能診斷，但因急救時間過長，腦部缺氧及受損情況仍須日後評估，最壞打算就是一輩子躺在病床上，也就是大家俗稱的植物人。此時的我再也無法堅強振作，放聲大哭起來，這是身為家屬最不願意聽見的消息。腦子閃過的是工作時守候在急診室門口的家屬，那種心情原來是這樣痛、這樣椎心。

整理情緒後，進入加護病房，遠遠看到爸爸全身插滿管子躺在病床上。我知道一向愛美的老爸一定無法接受現在理個小平頭、臉上貼滿固定管子的膠布，更別說還要忍受無法洗澡的日子。看著監測生命徵象的儀器，我的心情就跟儀器上的心電圖波形一樣上下起伏不斷吶喊。我在心裡告訴自己：「我們要堅強，全家人共同陪伴爸爸走過這段最辛苦的日子。」

爸爸住院期間，主治醫師知道我們姊妹都是護理人員，因此會主動跟我們討論病情。站在護理的角度，同為急診室護理人員，我心中很清楚未來的結果。只是此刻身為家屬的我，多希望醫師可以告訴我更好的答案，甚至是更好的治癒結果。雙重角色的拉鋸戰，心中的翹翹板總是不停擺動著。因為自己了解醫療環境，不懂的除了聽取醫師的意見外，會盡量不要求太多，以免造成院方不便。我告訴自己要放心把爸爸交給醫師，且盡力配合醫療。有時醫師們做的處置與臨床上所學所知的有些微出入時，我也會回家搜尋資料再跟醫師討論，以便了解得更清楚，畢竟我們最終都希望爸爸能好轉。

爸爸住院期間，我因為有護理背景，很多決定的選項便會落到我身上。只是，我也不過是爸爸疼愛的女兒，我真的可以幫他決定這麼多嗎？這是這段時間以來我最常問自己的話。

經過一個多月的治療，醫師說爸爸可以出院返家。看到脫離呼吸器，但帶著鼻胃管，昏迷指數十來分的爸爸，我很清楚知道，這條路才真正要開始。

爸爸住院期間，家人們身心受盡煎熬，但是心中還是時時有感受到溫暖——除了感謝身邊所有幫助我、關心我的親戚朋友外，更重要的是單位同仁的協助，讓我可以安心留在臺北陪伴爸爸度過最危急的日子。當然還有很多的鼓勵，讓我可以堅強面對這突如其來的意外，感動很滿、感謝很多，無法言喻的我終將銘記在心。

如今再回到臨床，急診室是醫療院所的最前線，面對的不僅是最危急的病人，重要的是還有心急如焚的家屬。過去總以病人為優先，卻忘記傾聽家屬的需要、陪伴他們的不安。現在的我能以同理的心情了解家屬口氣急，或是很緊張的提出需求，甚至是對病人病情的迫切詢問。身為家屬的這個月當中我彷彿又有不同的成長，手心向下的力量更加強烈。爾後將會用最多的溫暖，關懷這些讓我在生命中學習的大德們，用最真誠的心祝福他們。

鐵床上的苦痛最苦，在爸爸身上我清楚看見了，希望我可以用心、用愛膚慰這些苦痛，讓鐵床不再只是制式化的常規，讓鐵床可以更有溫度。感謝生命中的學習，未來的每個人生腳印，我將用感恩的心堅定的踩著。

正向的力量

文／陳宜君
臺北慈濟醫院門診護理師

二○○三年，新興傳染病SARS（嚴重急性呼吸道症候群）肆虐全球時，爺爺正因中風而住院。前往探視的我，剛踏進醫院，就因為被檢測出發燒而直接被帶往急診隔離，心裡無助惶恐的感覺不斷蔓延。直到篩檢結果出爐，排除感染SARS，才放下心中大石。開心不已的我，對醫師叮嚀白血球值異常需再追蹤的事，早將之拋到九霄雲外去了。

之後，前往臺北馬偕醫院胸腔科返診，醫師將我轉介血液腫瘤科，安排進一步的骨髓檢查時，我才感覺到事情的嚴重性。檢查報告證實我罹患急性淋巴性白血病，即俗稱的血癌。

那年我十七歲，開始接受化學治療。第一階段化療在我身上唯一出現的副作用就是掉髮。看似順利的療程在結束前有了變化，不明原因小腸穿孔造成腹膜炎引發敗血症。昏迷三天、接受兩次手術後，再張開眼睛時，多了無數的管路及儀器纏繞在身旁，而這些都是我賴以維生的「必需品」。

在加護病房的日子，我嘗盡所有病人可能有的苦及無助。那時我必須依靠呼吸器維持生命，無法隨心所欲用口語表達不適及需求，書寫成為與外界唯一的溝通方式。從活動自如到臥床，一點力都使不上，傷口的疼痛連使用嗎啡止痛劑也無法壓抑。

如果沒有SARS就不會發現自己生病，也可能不會堅持走護理的路。原本生病前就是念護理科，生病時怕體力無法負荷，和父母討論後決定選擇其他科系；但是在治療期間，因為受到許多醫療人員的照顧跟鼓勵，讓我決定以後要成為護理人員，像這些照顧過我的醫護人員一樣。

這場大病不但讓我感受到家人的愛以及朋友的關懷，也開啟我與慈濟的因緣。當時在臺北工作的靖媛學姊，下班後的第一件事就是到醫院陪我聊天吃飯，中秋節的時候，還準備柚子、月餅和卡片陪我度過。

初次見面就以真誠、無私奉獻的心付出關懷，是我對慈濟人的第一印象，也是吸引我在學姊的接引下投入的動力。積極參與志工行列後，我更熱愛這個大家庭，重返校園後的我創立慈濟青年社，邀同學一起走入菩薩道，在慈青的生涯中參與各式各樣活動，從中學習、體悟到許多道理。

我一直嚮往能將職業和付出助人的願力合一，尤其在經歷過生命的無常之後，更期待能成為偏遠地區急重症單位的醫療成員，為搶救生命而付出。因此畢業後，第一份工作就選擇到花蓮慈院一般外科病房工作。這期間，能夠跟病人有良好互動是我工作的動力，但輪三班的制度卻是我體力上無法克服的難題，因此最後仍選擇回到臺北，到上班時間較固定的門診，繼續服務病人。

臺北慈院的門診量讓我上班時間頗為忙碌，在忙碌中要做到上人所說的法，其實沒想像中的容易。此時才明白上人期許慈青「學習與各式各樣的人相處」的意義，在這樣的環境下真的讓自己的心磨得更圓融。雖然最初立志要成為加護病房護士的願無法完成，但在門診工作也讓我很歡喜，因為門診的同事之間就像家人一樣互助，關心彼此。

生命的長短無法掌握，但我的病教會我可以掌握生命的樣態，讓生命變得寬闊深厚。生病前，我的個性是凡事都要計較對錯、輸贏，說話也口無遮攔；現在，我能懂得病人痛苦、孤寂和無助恐懼的心，因此在待人處事上多了善解與包容，也不忘調和聲色，更不再比較、計較了，也深切了解要把握當下因緣，做就對了。

也許是經歷過死亡現前的人生，因此現今每當面臨考驗時，我會把它當成是我學習轉念、學習正向思考的時刻，所以我始終心懷感恩。我覺得身旁的每個人都是我的貴人，也有許多人願意當我的後盾，全力支持我，不管家人、朋友或法親總是給予我無數的祝福。

正是這樣的正向力量，一直陪伴我度過每個關卡。

秋

豐足之味

秋氣堪悲未必然，輕寒正是可人天
綠池落盡紅蕖卻，荷葉猶開最小錢

宋・楊萬里〈秋涼晚步〉

邁入「資深」之列的護理人，猶如秋天的大
樹，不僅可為職場後進遮陽避雨，豐富的經
驗亦如累累果實，
可令眾人飽嘗豐足之味——

滿足舒適照護需求；
指導後進技術、傾聽陪伴；
游刃職場行政有餘；
傳承職涯經驗使命。

對護理人來說，進入職涯秋季，正是付出與
傳承的最佳時節。

進階

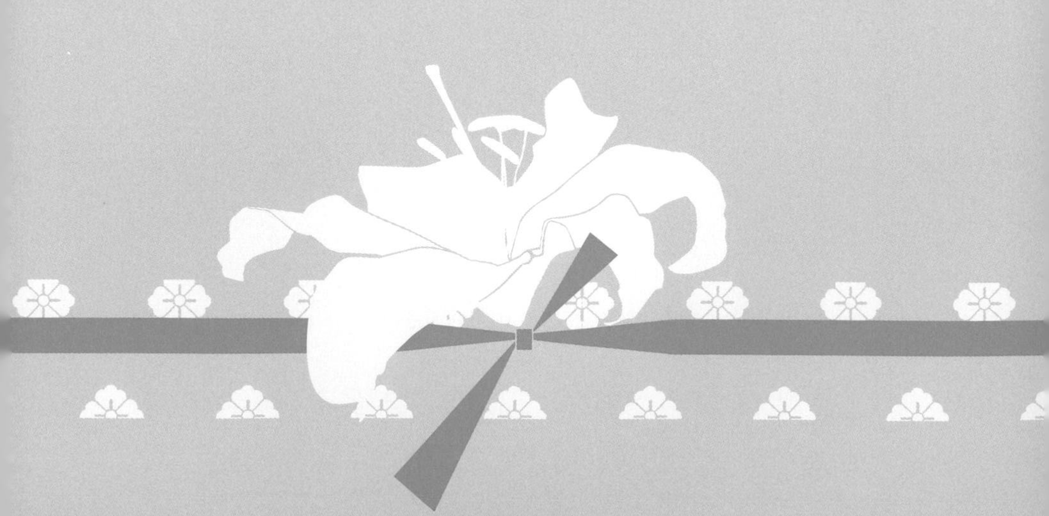

「專科護理師」，簡稱「專師」，係屬於進階護理師。早期的專科護理師乃因臨床醫師人力不足而產生的代職角色，但隨著《護理人員法》、《專科護理師執業規範》以及國家考試的認證，現在的專師，不但有法定規範及角色典範學習，也讓護理師多了一項專業精進的理想。

天使展翼，專業為風

文／蔡娟秀
慈濟大學護理學系副教授

時間的巨河緩緩流動，轉眼間離出國進修專科護理師學位，已近二十年；離最近的專師博士班實習，也十年了。雖然如此，仍難忘當時到美國看到老師、學姊自主執業的震撼；實習時聽到家醫科醫師對病人說「傷口、失禁要問護理人員，他們才是專家」的驕傲。一樣記憶猶新的還有剛回國時，面對醫療團隊夥伴的質疑：「專科護理師？這有需要嗎？臺灣又不是美國，護理人員by order都做不好了，獨立看病人，會不會太危險了？」當年，這樣的聲音，來自要求絕對權威的醫師，也來自身邊一起奮鬥多年的護理夥伴。

西方的經驗顯示，當knife and pill（手術與用藥）無法解決病痛，而需要全人照護與行為重塑時，專科護理師比醫師更能理解個別差異，也更能提供個別化的照護計畫與處方。

剛到美國留學時，心中也疑惑為何美國的專科護理師可以獨立執業？可以開處方？可以與醫師共同照護，有自己的醫令碼，可以申請給付？教授說，這是多年努力證明護理的照護能力，再加上美國的保險給付希望能夠給付最有效益的照護的結果。

我也曾問老師，開處方，開藥，這樣不會變成小醫師助理嗎？教授的回答，讓我印象深刻：「物理治療師可以開復健處方，護理師也可以開復健處方，醫師也可以開復健處方，不同訓練背景，看的重點與開立的復健內容自然會有所不同。最重要的是誰的處方與指導病人的遵從度最好，也最有效，那才是主導病人要求助於誰的主要因素。所以，專業能力才是決定病人照護的重點，而不是薄薄的一張執照。專科護理師不但要能分清各專業界線，還要能勇於承擔灰色地帶的管理與照護，才能成為醫療團隊的核心，作為病人的重要窗口。」

由於醫療是一個高度分工的專業，所以臨床的資歷越久，也越容易落入「該誰做」的陷阱，這是在專科護理師培養過程中，首先要打破的迷思。為了努力爭取執業與給付空間，專師們除了發展臨床專業能力之外，還致力進行效益性研究，以「better care, lower price」為訴求。在美國受訓時，老師在入門的課程中一直強調：「該誰做不是重點，而是誰做得最好，才是發展專業的關鍵。」這樣的企圖心，對於在臺灣接受基礎護理訓練的我而言，是個打破框架的重塑過程。

專科護理師課程中，思辨力與臨床決策是重要的訓練課程，穩紮穩打又萬分緊張的臨床評估課程，奠定了個別化處遇（intervention）的基礎。永遠記得上身評大師 Dr. Bates 課程時的激動，他流暢的評估展演如偵探般追蹤健康與疾病的線索，這是我第一次體驗到學理與臨床結合的思辨力，也是走向進階執業的第一把金鑰。

接著，是一連串的臨床實習。在一千多個小時實習期間，要在第一線處理個案，並向負責醫師報告，且須參與醫療團隊會議，每三個月進行一次整合性評估，擬定健康照護計畫，提供病人調適過程的諮商與協助，這些執業的範圍，對我來說，都是很震撼的體驗，更是難忘的角色轉換。永難忘懷從賓大護理學院院長手上接過院長獎時的榮耀，更記得指導教授的畢業禮物是南丁格爾的《護理手札》（Note on Nursing）。我深深銘記，我是專師，現在也以訓練一位位專師為終身的努力目標。

對病人的愛與對護理的執著，是護理發展的核心，也是護理人員成長過程的主要支柱。從新手到專家的歷程，難免會有蛻變的掙扎、面臨新挑戰的不安、以及自信的衝擊，這樣的心境，其實是成長的開端。能面對，改變了，就是成長。

對於專科護理師有憧憬的護理夥伴們，如果你對專業有信心，那就勇敢的走出柏拉圖所隱喻的洞窟，找到護理理想國，看到陽光，得到真理與自由。讓我們一起努力，展翼護衛病人，專業將是我們的翼下之風。

我是專科護理師

文／曾寶慧
花蓮慈濟醫院神經外科專科護理師

回想初踏入「專科護理師」領域時，這個名詞還很陌生且莫衷一是的被討論著。過去，我是個勤快、認真的外科加護病房護理師，卻倦煩於一成不變的護理工作，常常感覺為何醫師與護理師明明在照護同一個病人卻有不一樣的看法，中間的隔閡差距一直都是爭執不休的原由，甚至造成醫護間壁壘分明的對立態勢。

剛成為專師時，那時的醫師不明瞭專師的定位與職責內容，但知道有個可以分擔工作的夥伴了，就傾全力、一樣不少地將我當住院醫師般訓練，每日經常到晚上八九點，工作仍是接踵而至，真可謂忙碌充實，而我就像塊海綿般的快速吸收醫療專業知識，像個工作狂人般的犧牲奉獻。

記得當時只有拼命苦讀醫學原文書、參加學術研習會議、與肯教學的各科主治醫師討教臨床個案的情境與處置方法，不斷的提升自己的臨床應變能力，還有做不完的病歷功課。每天上班超過十小時且戰戰兢兢的過每個工作天，是個完全by order的工作機器人。

二〇〇〇年，專科護理師正名的聲浪開始被提出，這時身為臨床一線的我們，已經是不可或缺的醫療好幫手。可是名不正、言不順的被醫療及護理體系推擠著，更不能在醫院評鑑時出現，在檯面下的賣命工作讓我深感卑微且不值得。適巧與當時的趙正芬護理督導多次碰面聊天下，她鼓勵我在職進修取得護理學士學位、指導我書寫並投稿護理學會N3個案報告，湊巧的是當時所有臨床專科護理師都強制參加培訓班課程……就這樣投入兩年多煎熬且忙亂的生活，取得了學士學位、通過護理學會個案報告、並圓滿專科護理師培訓班課程，完成了這不可能的任務。

二〇〇六年，行政院衛生署「內外科專科護理師甄審報名簡章」

出爐了，每個符合應考資格的專師無不雀躍的想要取得專科護理師證照，以證明自己的努力。出乎意料之外，我竟然落榜了，敗在「OSCE客觀臨床能力試驗」這個以前未曾遇過的考試形式。此時的痛哭咒罵也不能拿到我要的證書，沉澱劇烈起伏的心情後，索性埋首在自創的OSCE情境裡，不斷的模擬、學習，隔年的考試終於順利取得專科護理師證照，我終於可以昂然挺胸的在臨床發揮所長。

二〇〇九年，有機緣參加「專科護理師臨床實務海外實地見習」。在美國邁阿密傑肯紀念醫院（Jackon Memorial Hospital）短短十二天見習期間，看到身為專科護理師的驕傲與對臨床工作的熱情。一位位專師臨床資歷深厚卻還在進修碩博士學歷，個個擁有如十八般武藝的專長，縱橫在急、慢性醫療照護體系裡。自以為在臨床闖蕩夠資深的我，在他們眼中卻是青澀可愛的學妹。經過這番洗禮後，覺得自己僅僅是個取得入門資格的專科護理師而已。這又是個當頭棒喝：我要當什麼樣的專科護理師呢？

在職進修護理研究所原先都不存在我的護理生涯規劃裡，可是，在出現專科護理師組的碩研班甄試消息時，又燃起我想窺探究竟的心情。為何專科護理師要有碩士資格？它能讓我看到未來專科護理師的願景嗎？回顧過去追逐夢想中的護理，一直不斷的自我進修、累積經驗與資歷，真的好疲累，卻又感到自己在脫胎換骨的革新成長中。雖然，專科護理師正名迄今，很多規劃與現況制度仍舊混亂，我仍期許自己要像傑肯醫院的專科護理師，驕傲且自信的說：「我熱愛我的工作，而且我是專科護理師。」

永續臨床工作

文／陳禕瑋
花蓮慈濟醫院外科專科護理師

打從護專畢業，我就很清楚自己屬於外科性格；再進入外科加護病房幾年，就更與外科脫不了干係。進入臨床後的第二年，慈濟醫院開始有專科護理師職稱，當時的我認為專師不過是依醫囑行事的護理師，缺乏護理的獨特性。

過了幾年，我完成二技課程，因為一直記得邱艷芬教授曾說，人過了三十歲，體力會開始變差，若持續在加護病房這種需要體力的單位，會是一大挑戰，因此我計畫在三十歲前離開加護病房。但是行政職從來不是我的選項，如何在臨床找到自己永續的職務，便是我接下來的功課了。

這段期間，最嚮往的職務是傷口護理師，為了讓自己更符合這個工作，我認真學習相關知識，也曾一度天真地以為這是我可以終身從事的工作了。沒想到事與願違，但是上天給了我另一個機會，讓我同樣能在三十歲前離開耗費體力的外科加護病房，又不須離開我喜歡的臨床工作，也就是成為專師。

踏入專師領域後，才改變我對專師工作的想法，而過去在傷口照護上所下的功夫，成為我日後臨床工作極大的資產。其實，對於專師的角色，我一開始並不確定工作的方向與態度是否正確，懷疑自己只是依醫囑行事，欠缺獨立性思考的「不專科護理師」，在欠缺典範角色學習的狀況下，讓我對這個職稱充滿許多的問號與不確定感。

二〇〇六年，行政院衛生署委託國家衛生研究院辦理「專科護理師指導者培訓計畫」，為專科護理師與內外科主治醫師，進行為期兩個月的課室訓練與實務訓練（即實習）。

參與第一梯次訓練課程時，即見識到指導學姊在病人入院後，病史收集與身體評估的實力。當病人入院，她走進病房，不疾不徐地坐下來與病人及家屬進行會談，詳細收集病人發病與就醫的來龍去脈，不僅僅生理，也包含了心理的層面。

僅一次的會談，就與病人及家屬建立良好的護病關係，她讓我見識到原來專師可以與病人如此溫暖地對談，可以讓病人在會談中毫無保留地把心中對疾病的擔憂，面對治療的不確定感，在一位陌生人面前表露無遺。學姊也藉此機會對病人及家屬做術前衛教與心理諮商，讓病人及家屬對住院手術的擔憂降至最低。

此外，學姊自我充實的態度、清楚的思維，與主治醫師及各科室之間維持協同（collaboration）與合作（cooperation）的關係，更讓我知道自己擁有的資產與要努力的方向。

結訓後回到工作崗位，第一次接新入院病人，我能從容地坐下來與病人建立關係，從入院過程、過去病史、家族史等等一路詢問下來，再加上身體評估，得到的是病人只要看到我就如見到家人或老友一般地親切。取得病人信任，及在接受適當醫療護理處置後，能順利出院，正是我所設定的目標。

過去的我抱著鮀鳥心態，認為維持現狀是最安全的方法，但是我也認為「機會是給準備好的人」，因此只要是能增進病人照護知能的課程，如呼吸治療師課程、傷口造口護理訓練、行政訓練等，我都盡可能地參與。如此，當機會來臨時，就是我選擇它，而非被動地被挑選。因此我常鼓勵學弟妹除了經由上課增進照護知識外，也可以從課程中反思與了解自己的性向，選擇自己有興趣的領域。之於我，如果能讓學弟妹覺得專科護理師是可以嚮往的職務，應是對我工作上的一種肯定吧。

多面向

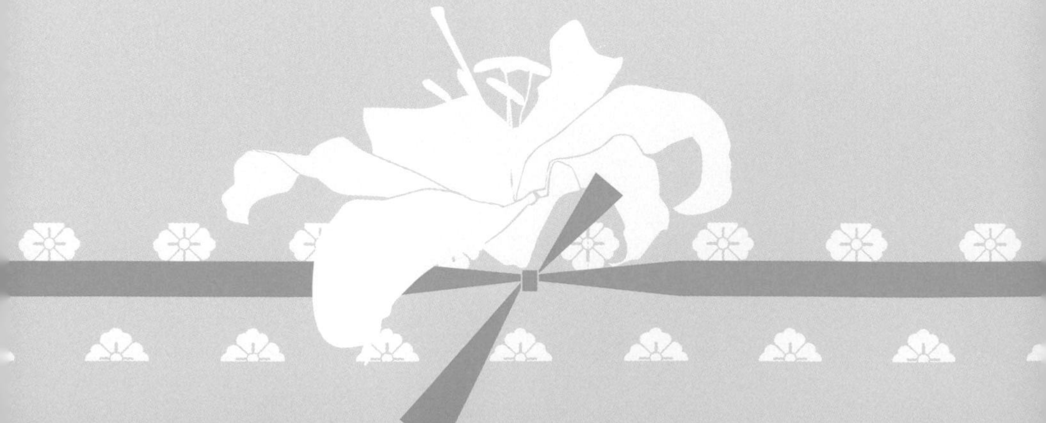

實現不可能的任務，
學習不曾接觸的事務，
看見自己的不足，逐步累積經驗，
期許提升能力，挑戰更多的不可能。

學習·挑戰·破繭

文／李玉茹
臺中慈濟醫院急診室護理師

臺中慈院自啟業一路走來，硬體環境不斷新增、不斷成長，看著二期工程漸漸成型，不禁思考，身為院內護理人力之一的我，也該尋求成長蛻變嗎？

院內開辦的「護理行政管理訓練」課程，是我所期待的嗎？幹部訓練、晉階，適合我竭盡力氣追逐嗎？專業上，我還有不足、還有很多沒準備好，不是嗎？處在決定的十字路口上，問號不斷產生，掙扎著蛻變與否，我該要變成什麼模樣？

《莊子．秋水》寫「井蛙不可以語於海者，拘於虛也。夏蟲不可以語於冰者，篤於時也」。跨出門的世界，浩瀚無際，沒有誰是百分百準備好再去追逐理想，這一路上需要的只有不斷的學習、不斷自我挑戰，才有破繭的機會，因此我決定接受「特訓」。

接著一連串的課程展開，看似簡單的溝通技巧，在不同層面更是要面面俱到；用橡皮擦塗塗改改好幾回的工作計劃，怎麼拿捏著實不易；人力、成本如何運用、怎麼控制、面臨醫病糾紛怎樣應對、雜亂的檔案夾如何分門別類……等，太多的學問等待發掘。

幾個小組也戮力展開護理專案書寫，倒數著截稿時間、文獻搜尋的限制、題目該不該更換、內文方向對不對，多次的小組會議，挨在醫院裡喜悅著找到一絲絲的文獻，失落地按下刪除鍵，天亮後再重來的疲倦背影……縱使沒能過關，也已奠定基本基礎。

回想過去，是年歲的增長、是智慧累積，還是「幹部訓練人員看待事情更圓融了」？以前的那個毛躁小子已經收斂不少，因為繁忙工作想重重甩上抽屜的衝動也漸漸不見了；畢竟，我們照護的是生命，不容輕忽。嘗試用不同角度看待事物，一切也會變得不同。

幸好當初決定參與幹部訓練，因為不同的訓練琢磨，讓我實現更多不可能的任務。也很高興在這當中學習過往自己不曾接觸的事務，也因此看見自己的不足，逐步累積經驗，提升自己的能力。上人說過，「有願就有力」，期許自己有更多力量，挑戰更多的不可能。

誰能當護理長？

文／葉秀真
花蓮慈濟醫院護理部督導

護理長是什麼人？做些什麼事？誰可以當護理長？我的志願是護理長，我需要如何準備自己？……你腦中有過這些問號嗎？

記得有一次在處理一位新人適應不良的問題時，他的父親憤怒的對護理長咆哮：「我女兒是堂堂大學畢業，能力不差，怎會做不來？」顯見父母對子女的高期待，及對於護理主管的制式認知。而護理人員本身呢？有無打從踏上「護理」時就立志未來要當護理長呢？

禎芳（化名）年輕時也曾挑戰自己，戴上了有條槓的護理長帽子，嘗試兩年之後，她改變了生涯規劃，重新回到一線基層照護工作。她說：「最主要原因是經濟需求，雖然不少人羨慕護理主管不必輪值夜班，但是我的狀況需要這些夜班費。」「另一原因是行政壓力，擔任主管就要協助同仁處理事情，一旦無法滿足同仁需求，或解決不了問題時，就會非常有挫敗感。」認為個性較直接、不懂轉圜，導致與其他單位溝通衝突或發生誤會，也是禎芳退卻的主因之一。

雖然從護理長轉回基層工作，但禎芳也樂談這段曾經擁有的經歷所帶給她的成長，也體會到：「護理長必須具備溝通、協調的能力，這一點比該專科的知識、照護技能更為重要。」、「護理長代表單位，人際關係圓融有助於單位的發展。」她為護理長角色做了這些註解。

基層同仁普遍認為一個護理長要具備：領袖的能力、要信任同仁、要有判斷力、準確力、做事果決、不可太強勢但也不能太軟弱、要善於溝通、要有幽默感——因為同仁壓力來自主管，幽默感可以減輕工作壓力。此外，還有學歷不重要，組織管理能力比較重要……。同仁如是看待「護理長」。

無論您是準備好或尚未準備往護理行政之路邁進的學弟妹，以下是過來人的十大建議：

一、基本的專業照顧及工作表現要好，方能獲同仁及主管的肯定。

二、身教與言教必須一致，同仁以您為標竿學習的對象。

三、要有樂觀的心，多看到同仁好的一面，少用苛責的語氣陳述心情。

四、不要堅持只有自己的決定是對的，多傾聽他人的聲音。

五、必須具備誠實與做事決心。

六、在評估自我及學習時，可先擔任職代，瞭解自己對角色的適合度。

七、先跟家人溝通，有家人支持很重要，必要時得有假期喪失的心理準備。

八、不要怕自己做不好，無論如何都要勇於接受結果。

九、要有承擔的勇氣與抗壓力的能耐，以及對機構的信任及認同度。

十、最好用的一句靜思語：「對的事，做就對了！」

志為護理——長

文／陳惠蘭
花蓮慈濟醫院二六西病房護理長

從小立下志願要當護理師，十六歲離開家鄉進入護校就讀。嚴謹的兩年專業教育與一整年的實習生活，內外煎熬之下，奠下扎實的護理基礎。銘記護理系主任對學生的教誨：「面對活生生的生命個體，絕對不要因個人疏失而讓個體受到傷害。懂得尊重，就是敬業。」這句話一直影響我對護理工作的認知。

畢業後，陸續在地方醫院展開自己多元化的角色：急診室、加護病房護理師、開刀房外科助手、規劃產房設備……等。那兩年的日子雖忙碌，但是想「趁年輕多學習」是給自己的目標。

一九八六年夏季，因緣際會來到了花蓮慈濟醫院——「用愛匯集而成的醫院」，也因為這句話讓我有幸與「她」結緣將近二十年。

一路走來，面對自己的護理工作都是戰戰兢兢，不但積極參與院內外在職教育以增進專業照護能力，工作中也樂於與同事分享照護經驗。承蒙主管的肯定與支持，讓我有機會如願完成二專與大學的專業教育。

同事眼中的我，是一個對臨床照護要求非常嚴格的人，個性又急躁，所以溝通上經常造成同事很大的壓力。主管雖提醒多次，但仍覺得面對護理工作，必須要求人人都要和我有相同的標準，處理事情一定要是非分明。

這樣的人格特質，令當時的單位督導覺得我不適合擔任護理主管角色。曾說：「許多事情的面向，不是只有黑與白兩面，應該還有灰色的空間來轉圜與溝通。」但是自己卻認為護理長的標準不就是「臨床照護能力足以讓同仁信服、對護理品質有所要求。」覺得自己符合此一特質，應該適合擔任護理主管的角色。

當時年輕資歷淺，沒辦法體會管理的含意，深覺只有不斷「要求」二字才能達到最好的境界。感謝主管的信任，即使有些擔心，仍願意提供機會讓我承擔與學習，自此開啟護理主管的生涯。

為求達到所謂「好」的標準，剛擔任主管時，每次同仁提出建議如團隊的溝通、照護上的困境等需解決的問題，我一律回應：「放心，交給我來處理吧！」自覺是體諒同仁臨床照護的辛勞，故不分大小事都事必躬親，任何活動都是自己先擬定策劃再與同事說明，每件事情一定衝到底，常常忽略團隊成員的感受。直到有一天，一個案例改變了我。

王老先生因腦中風住院兩個月了，張醫師詢問：「王老先生的小孩準備何時接他回家？」同仁很認真的回應：「張醫師，這個要問護理長，一直都是護理長協助聯絡家屬，我不清楚結果。」頓時了解：處處只想立刻為同仁解決問題，卻讓同仁失去解決問題的能力。此後只要同仁提出問題，就會學習讓同仁說出對事情的看法，傾聽意見後，再提出協助解決的對策，透過互動討論使雙方都有成長的機會。

很幸運自己擔任護理長角色的階段中接受多科的磨練，不斷挑戰自己的潛能，從工作中累積行政管理經驗，也逐漸體會當年主管的那句話。

曾豪情壯志地對同事說要擔任「百年護理長」，令對方深覺不可思議。即便此時知道新生代護理人員將會青出於藍更勝於藍，但是對於護理長的角色，可以近距離的與病人、家屬接觸，和基層同仁共同從事臨床照護工作；更能以經驗傳承的角色，以身教、言教帶領護理實習學生，及剛入社會的護理新鮮人對護理抱持希望，讓更多人志為護理，樂在工作。這樣的護理長使命，至今仍是我不渝的理念。

快樂忙的體會

文／陳之頤
臺北慈濟醫院內科加護病房副護理長

從事護理工作已經邁入第十年，當初剛畢業時聽從學姊的意見，選擇了最具有挑戰性的加護病房。年輕的我認為護理不過是一份可以養活自己的工作，但當我越來越成熟的時候發現護理是我所喜愛的工作。我已經能體會，當為這些需要協助的病人或家屬付出所學，讓他們在我的照顧下安心、出現笑容，我就覺得開心，也是這些年來我逐漸體會的快樂。

但是，最近我的這一分快樂因為職責上的變動而產生了改變。在單位裡我有了一個新職稱——「副護理長」，在這一個新職位中，我努力尋找自己的定位，學習角色的轉換，跟著秋萍護理長學習，逐漸體會和了解擔任主管的心態和想法，但是挫折也不小。

記得有一次排班表時，剛好遇到跨年假日，考量單位的人力問題，所以我和一位學妹商量，請她改排其他時段的假日。誰知不但被她拒絕，還問說為什麼是她要改排其他時段？並指責我「換了位子之後，就換了腦袋」。

當時我認真的告訴她：「沒錯，我的思考角度的確不同以往，我也相信以後當你的角色轉變的時候，你一定也會以病房整體的考量為主。」但是我想學妹還不能夠體會，為了圓滿，我選擇了別的方式。這次經驗讓我想到《靜思語》中有關人群磨練的一句話：「人的習性不同，各如其面。修行必須走入人群，和不同習性的人互相磨練、適應，並圓融共處、和睦相待。」

記得剛擔任這個新職位時，每一天我都比其他同仁晚下班，但有時護理長都還沒有走。我詢問護理長：「為什麼你都這麼晚回去？」護理長只告訴我，她通常在會客後才會離開。當時的我不明白，之後護理長解釋給我聽：「護理的工作是傳承和教導，在加護病房中一天的會客只有兩次，每一次的家屬探視，家屬都想要好好把握時間和病人談話，想從我們身上了解病人的狀況，而加護病房的同仁面對家屬的次數卻是那麼的少。」她希望一旦發生事情時，能讓同仁有諮詢的管道，並且能快速的處理，減少病人或家屬的抱怨，能讓同仁安心。

聽了她的話之後，現在的我努力學習將晚下班的心態做調整，我也希望有一天能體會「忙得好快樂」這句話的含意。現在的我還在學習和體會角色上的不同所帶來的考驗，我相信學習的心態來自於個人，也相信只要有心，沒有完成不了的事。

堅持，讓辛苦變幸福

文／康芳瑜
臺北慈濟醫院骨科病房護理長

二〇〇六年初，臺北慈院啟院一年餘，那時我加入了慈濟的大家庭。服務的單位是外科加護病房，擔任一線的臨床護理人員。隨著醫院的快速發展，單位的收住病人床數由二十床擴張到三十床，原本的護理人力與照護床數比也由一比二、一比二點五，甚至有時需要到一比三，這是初次感受人力不足帶來的臨床照護壓力。即使如此，已熟悉加護工作步調的我，只要專心照護好病人、帶好新進的護理學妹，跟著單位護理長學習部分行政工作，其他似乎也沒有太多的煩心。

二〇一〇年，因為8B骨科病房的護理長退休，經由單位督導推薦，我就由外科加護病房副護理長轉任骨科病房護理長。剛接單位不久，就遇上同仁們因為生涯規劃、學業、家業等問題陸續離職，又盼不到護理新血加入，於是開啟了我和護理姊妹們一起同甘共苦、「卡team」的日子。

最大的不一樣是我開始以院為家了。白班和學妹一起分攤病人的臨床照護工作，下了班才能接著做護理長的行政工作，往往一忙就到了近深夜時刻，於是就在內湖與新店交通往返中，選擇住在醫院宿舍裡。不能每天回家和孩子、家人相聚是最大的煎熬，不過也因為住宿而能與先生利用下班時間互相分享工作上的瑣事，夫妻間情感反而變得更好，更懂得互相體諒、包容彼此，更加相知相惜。

連續一年多的操勞忙碌，心中不斷出現怨念，在督導的鼓勵下參加了二〇一一年的慈濟委員培訓課程。每個月一次的靜態課程，讓我從證嚴上人的法語及慈濟志工身上重新找回衝勁，保持正面思考，力行「做就對了」，讓辛苦變成幸福。接下來的工作仍不時遇到困難，但是與單位學妹共同承擔，單位氣氛也更加融洽，更像一家人、親姊妹，感謝大家團結一致度過這段人力艱困的時期。

院部、護理部主管擴大招生，兩年多來，陸續報到十多位新人。在帶領新人的步伐及方式方面，也持續和單位內擔任臨床教師的資深同仁討論並做適當調整。從一開始的趕鴨子上架，到依新人進度調整照護人數比，解決適應上的困擾，循序漸進，給予鼓勵與信心。還有，安排每週的心靈輔導時間，不分學姊學妹共同分享學習過程。這段時間裡，學妹及學姊也得到心情的抒發。

院部也特別為新進人員舉辦新人營，利用兩天時間，讓單位主管與新進人員親近接觸，使彼此關係更加熟悉，返回臨床工作時更能將心裡事表達出來，且所有的新進人員相處更加融洽。而今，單位人力終於穩定，大家盼望已久的正常休假終於到來，真的是苦盡甘來。

從臨床、行政到病房單位的帶領，一路走來雖稱不上是跌跌撞撞，但也是歷經千辛萬苦。其實只要大家願意共同投入臨床照護，一旦單位人力穩定，臨床照護壓力及工作量降低，不僅品質可以提升，成就感也能相對提升，且彼此的革命情感會使單位更加合心、和氣，共同完成照顧病人的使命。

資深心法

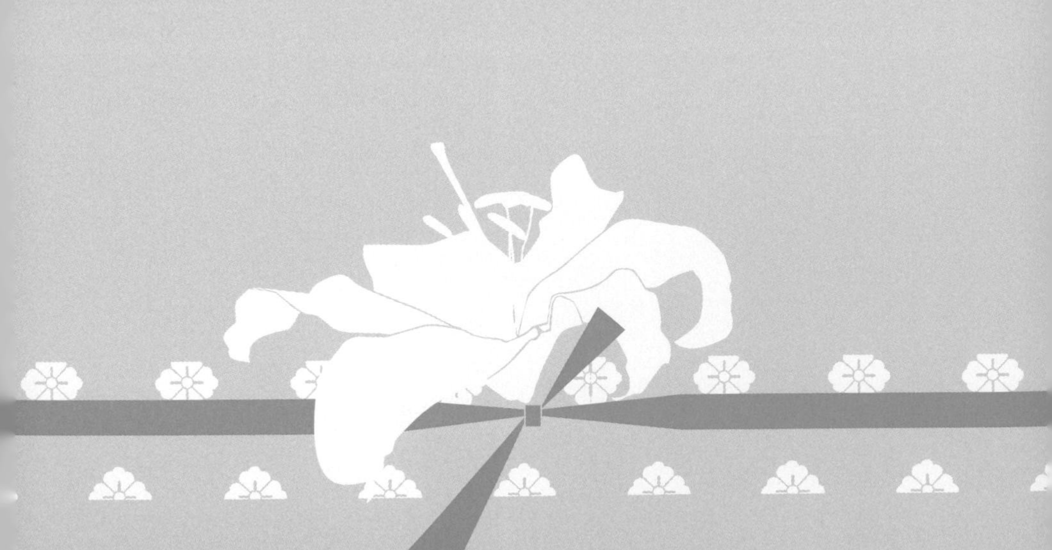

護理平均年資五至六年，

那麼，擁有二十五年臨床資歷的護理人，

是有什麼樣的密功心法呢？

他們說，莫忘初衷、保持正向思維，是不二法門。

加上因助人離苦得樂而獲致的心靈富足。

這樣的美好，正是其中奧妙……

善盡本分・勇於任事

文／吳惠珍
臺北慈濟醫院10B病房護理長

以前年輕時，聽家中長輩的話，選擇離家不遠的五專護理學校就讀；入學後，聽學校老師的話，該拿到的證書就去拿到。之後，慢慢熟習工作環境與技能。

漸漸地，我發現照顧病人是一件很有意思又有意義的事情。因為病人多半喜歡和醫護人員諮詢、聊天、訴苦；當然也有的病人喜歡在這選媳婦、交朋友、幫你看相、算命……我曾遇一位自稱有天眼通的能人，說他如何進入闈場看試題，預測我哪一年可以當護理長……住院的病人很多有特別的專長、經驗，在照顧中往往可以學到在不同境遇才能領悟到的心得。

我是一個很認分、認命的人。一九八一年畢業即踏入職場，歷經婦產科、骨科、外科、兒科、五官科、門診、社區等單位，一九九六年在門診開始接任護理長行政工作。三十餘年的護理經驗，按部就班地拿到了該有的證照，也完成了大學跟研究所的修習。我的認知是與其怨聲載道，不如充實自我技能；唯有熟能生巧、用心去做、真心去做，當努力跟付出夠了，自然會生出更寬廣的空間讓你伸展、發揮。

只要是人的社會，總免不了有一些人是我非。上人創立慈濟醫院不只是醫療人的身體、也是淨化人心的道場，轉換跑道來到慈濟醫院，我看見善的力量、善的循環，讓我更相信只要做好分內工作，冥冥中佛菩薩自有安排。

我特別想跟年輕的後進們說：世事很難十全十美，重要的是你抱持著怎樣的心態在面對。任何一個工作，熟練只是最基本的要求，行有餘力更要勇於任事，在其他的範疇之中學習新的事物。我相信護理長的工作就在成就每一位夥伴，讓每一個人以嫻熟的臨床經驗照護好病人。個人非常珍惜慈濟這個工作環境，有非常好的上司、同仁，也有超級棒的10B伙伴們，任何時間都歡迎經驗交流與互通。

不悔的選擇

文／徐美華
臺北慈濟醫院護理部督導

回想考上五專時，曾為了要念理工科系或是護理科系，父母為此爭執不休，在媽媽的堅持下進入了護理科就讀。專科畢業，好不容易通過層層考試進入以績效卓越著稱的北部某醫學中心手術室服務，從基層護理人員一步一腳印踏實地學習，隨著醫院的職級進階制度從N到N4。並在紮實的行政管理訓練後，獲得主管肯定順利升任護理長。

擔任護理長時體悟到管理的困難，尤其對人員要如何帶人又帶心？多年後聆聽上人慈示，才知方法就是「以戒為制度，用愛做管理」。經過多年管理實務歷練，提升了我在規劃、溝通協調的能力，並建全了成本概念。當手術室穩定成長時，因其他科別護理長異動，於培育主管人才思維下，首肯調任產房及嬰兒室學習及承擔。

從畢業即踏入專科性手術室護理，再回到臨床工作，是我最大考驗。除重拾書本學習產、兒科學及內外科護理學，並能從中獲得臨床照護的成就感。回首走過二十五年的漫漫長路，我從甫出校門的生手護理師到成為可以帶領單位的護理長，並擁有了病房、手術室、產房及社區護理等工作經驗，讓自己更貼近病人及家屬的照護，亦豐富了我多元化的護理經驗。

有幸於二〇〇六年到臺北慈濟醫院服務。啟院不久的嶄新醫院，學弟妹及護理長們呈現出活力十足、企圖心無限，同仁與醫院間高度共榮感的氛圍，深深感染了我。心想擁有機會在這充滿希望的環境裡，學習並傳承奉獻自己所學是多美好的人生旅途。

擔任手術室及婦兒科組督導，正好能發揮我的專長，除協助制度面更完善外，並規劃及落實教育訓練，以使醫療及服務品質穩定及提升。同時參與醫院首次母嬰親善評鑑，在所有院部主管及單位醫護同仁的合和互協下，順利通過認證，並獲好評。在持續努力下，每年的認證評鑑亦都圓滿通過。

二〇一一年配合醫院組織需要，我調任為急重症加護單位督導。初接任正逢醫院緊急醫療能力分級評定，過程中，亦讓我對急診及加護單位的管理有更深層的認識。從手術室、婦兒科、內外加護單位到現擔任門急診護理督導，每每更換組別，雖然心中充滿不捨，但也充滿壓力。轉換過程中，在不同的專科領域下精進學習，同時也增長了我的護理專業與擴展護理領域。

專科畢業後即進入職場，總是感受到自己在學術理論上仍有不足，故以在職進修的方式，兼顧工作與學業下，一路從二技到研究所畢業。這期間十分感謝主管的支持與鼓勵，讓我可以補足缺憾，並提升專業能力。

護理一直是我熱愛的工作，雖然很忙碌，但就像媽媽當初堅持要我去念護理科時說的一句話：「護理是個能幫助別人，也能幫助自己的行業。」以護理為終身志業，這句話一直鞭策我、堅定著我。當然，我也不吝與學弟妹分享，護理的本質是這麼美好，在想讓自己可多為人拔苦予樂的驅動力下，不斷地多方位精進，豐富了自己的人生，可見護理是多麼吸引人的職業。

許一個護理的未來

文／羅淑芬
慈濟科技大學護理系副教授

身為護理的一份子，在職場上我們常常不經意地進入素昧平生病人的生活世界，也許一個眼神、一個握手、一段談話或是一小片刻的身體按摩，改變了彼此生命軸向，讓他不再覺得生病是一孤單的旅程，讓他有信心與勇氣再與病魔對抗，縱使生命要走向盡頭，但因為有你——一個他們心目中的美麗天使，而試著不放棄，也試著一起努力面對病魔挑戰。

也因此常深思，我的眼神是否充滿著幸福的關愛？我的雙手是否足夠表達我對他們疾病的了解？我的談話是否僅僅闡述著個人的想法，或是我不斷地嘗試著站在他的立場，思索他所面臨的嚴峻世界？我是否試著尋求可能解決他面臨的衝擊煎熬的方法？我的護理醫學知識是否足夠應付瞬息萬變的疾病進展？

有這樣的思維源自於漸漸地體會「當病人把身體交付給我，不論我熟悉或不熟悉所要面臨的疾病，那是一種信任的關係。也基於此一微妙關係，讓我成就我的技能，擴展我的視野，精進我的專業。對我而言，這群與疾病對抗的人是我真正的天使，我何其有幸，擁有這樣的機會與權利。」這是我對護理的詮釋，每每想到此，便是督促自己要繼續努力的動機。

國中時期的我因為愛玩，成績總是殿後，經歷國四班的生活，面臨五專或高中的抉擇，我選擇就讀護專，因為護理是可以賺錢且照顧家人的職業。在護專讀書期間也是我生命的轉捩點，五年班導師鍾福全，總是給學生最多的讚美，讓幾乎失去自信的我獲得重生。

我在十六歲的時候開始接觸護理，生理、藥物、病理等基礎醫學對我而言，像天書一般深奧難懂，然這些基礎課程卻是照護病人最重要的入門功夫，要建構高品質的照護，就必須克服萬難打開天書的密碼。

為此我試著選擇在臨床照護上感興趣的疾病，先從生理學著手，配合解剖學、藥物動力學及病理學，有時甚至是微生物學、生物化學，進行系統性知識的整理與整合，並試著以畫圖說故事的方法，用簡圖、箭頭等符號表示彼此的關係。再用簡單的語彙說一遍，不斷地嘗試將複雜的疾病過程向病人說明，讓其能夠配合醫療護理相關活動。

我來自臺東鄉下，低水平英文能力是常態，這也讓我在求學路上吃盡苦頭。以前我選擇逃避，然而越是逃避就越是一次次地侵襲僅存的英文信心；進入大學之後，嘗試著找一份符合自己能力的英文教學雜誌，每天不間斷的收聽，在枯燥乏味的空中世界，以「多聽一小時就可以增加一小時英文能力」期勉自己。

此外大量閱讀相關專業領域的英文文章，慢慢地擺脫了「無敵電子辭典」的伴讀歲月。也將國外最新照護知識應用在臨床照護上，或是與專業醫護人員分享，獲得不少肯定與認同。

以前對於不是出於自願或是無法拒絕的任務分派，常以一句「做就對了」的鄉愿說辭矇騙自己，最近卻警覺自己誤會了這句話的意涵。隨著年紀增長，試著用不同的心態接受隨時而到的任務分派。因為每一次的學習過程，都會有不同程度無形或有形的收穫。因此，這些年來在條件允許下，未曾停止專業證照的取得、發表文章、執行相關研究及進修機會，而所獲得的附加價值也超乎個人想像。

當習慣某種學習或生活方式之後，要改變或面對新的知識是一極大挑戰；常自問我的知識及技能是否足以應付未來五年或十年的職場需求，因為學位不再是工作的唯一保證。因此，除不斷克服心理障礙強迫進行英文聽、說、讀、寫之外，同時將研究成果以口頭發表於國際會議場合，也不斷嘗試爭取國內政府補助取得國外專業認證資格機會，這些年來逐漸體認「創造機會，機會創造」的道理。

在時間管理上，我會先設定做事順序。每天上班第一件事，我會寫下今天要完成的工作，以求工作效率。其次是充分利用時間，我常一邊走路一邊以MP3聽英文，也會隨身攜帶一些文章，在等人、坐車等零碎時間進行閱讀。

作家蘇利文曾說：「許自己一個比過去更遠大的未來成長藍圖是人類的基本需要，也是源自於對生命熱愛、期待全然體驗的一種渴求。能夠帶給我們成就感與滿足感，賦予人生意義，並促成進步。」因此，我不斷地問自己：「我是否願意運用一些策略，改變生命的軸向，盡情開發生命到極致的時刻，期望用這些努力的成果，送給自己，或者送給周遭的人、事、物呢？」我的答案是肯定的，那你呢？

隨因緣・盡本分

文／章淑娟
花蓮慈濟醫院護理部主任

回想我的護理生涯，發現我並未特別規劃，最初對護理的堅持更是起起伏伏。

小時候，我最崇拜居禮夫人，立志當科學家，大學聯考沒考上第一志願，走了一條和一般科學不一樣的護理路。第一次實習時，照顧一位老阿嬤，透過幫她洗澡，膚慰她的心靈，啟迪了我關懷人的本性，我決定繼續讀護理。

但是在小兒科護理實習時，我被另一個阿嬤拒絕了，因為我幫她的孫子拔針時，為了止血稍用了一點力，她認定我的拔針技術引起她的寶貝孫子疼痛，不願讓我繼續在她的孫子身上練習，我又面臨對護理專業的無力。

大學實習的最後一站是到澳底保健站，我到海邊漁民家及山裡的農家訪視躺在床上不能動的老阿公和老阿嬤，我不捨這些需要照顧的阿公阿嬤以及他們的家人，又拾回了對護理的興趣。

畢業後到成人加護病房工作，面對沒有家屬、完全依賴護理人員照顧、處在生死邊緣的病人，我看到、聽到、甚至聞到病人的吶喊。沒有家屬的加護病房，照顧全憑護理人員的良知。我每天希望而且也致力將自己的病人照顧得乾乾淨淨、穩定的交給下一班同仁，只等待病人轉出加護病房的一天。

有時病人病情惡化，家屬跪在床前請求我們全力搶救的時候，因為知道病人復原的希望渺茫，對家屬無言以對，只能陪著他們掉眼淚。病人往生時，一面執行遺體的清潔工作，一面以上臂衣袖拭淚，默默的在心中請求他原諒我沒能照顧好讓他醒過來。

我希望自己是醫師，可以直接救治病人，但是我是一個護理師，只能陪伴膚慰，一種無力感驅使我想要離開這樣的環境，於是申請轉調衛生署。之後有機緣聽到臺大護理學系陳玟秀老師的一堂課「慢性病人的無力感」，我發現有無力感的不是只有我，病人面臨疾病的折磨才是真正的無力感，而我卻打算離開他們。於是我去向醫政處長官道歉，撤回商調申請，繼續留在照顧病人的崗位。

因為個人興趣加上單位的需要，我參加了小兒科加護護理訓練班，訓練結束後，擔任加護病房的小兒科病房護理長，以最年輕的年齡開啟了艱難的護理行政工作。正感壓力極大無法承受時，巧遇學校出缺小兒科護理助教，於是辭去護理長職務，轉任實習指導老師，而且繼續進修碩士班研究所。

實習時有機會直接照顧癌症病童和高危險新生兒，不但了解兒童的發展和疾病對他們的衝擊，且融合理論的運用，給予適切的照護。從照顧幼兒，我向堅毅的母親們學習到如何照顧病童，這對我擔任護理人員和身為母親兩種身分都有很大的啟示和體會，護理人員要像母親照顧孩子一樣的呵護病人。

本以為畢業後可以留在母校任教，卻因為外子任職的公司遷到花蓮，我也遷居東部，並選擇投入有教學和臨床發展潛力的慈濟醫院，繼續我的護理生涯。我被分配到最不熟悉的內科病房，因為不熟悉，所以學習比付出的還要多。因緣際會，我也因此成為熟悉內外科、加護病房、產兒科的各科護理專業領域的少數護理專業人員之一。

回想至此，不禁思考人生真的能規劃嗎？高中最要好的同學就讀醫學系時，立志畢業後要效法史懷哲的精神，到蘭嶼服務，結果二十年後我在偏遠的花蓮服務，她卻離不開繁華的臺北。外子原本計畫到國外進修，我只想著我可以在國外做護理師賺錢供他讀書，穩定生活做個好妻子，之後卻變成他支持我的學費和生活，讓我不斷進修。我生性愛讀書且喜歡做研究，在碩士班進修時，同組唯一的同學和我兩人因著當時個別的興趣，相約未來她走臨床服務、我走學術路線，可以一起合作進行研究，結果數年後卻變成我留守臨床，她在學校教書。

人生的際遇只能說一個「緣」字，緣在哪裡，運就在哪裡，能隨緣而積極從事就是最幸運的人。因此，隨順因緣，把握當下，就是最好的規劃。

冬

內省之明

牆角數枝梅，凌寒獨自開
遙知不是雪，為有暗香來

宋・王安石〈梅花〉

護理職涯，種種歷遍
欣悲怒愧，味味嘗盡
護理人的職涯行走至此
雖看盡生死，卻看不透自心生滅
專注的焦點遂由外在轉向內心
任人心喧囂，只尋一刻方寸靜謐
透過觀察己心，自我深度對話
尋獲自我價值，看見護理使命
猶如春梅破雪，彩蝶展翼
又是朗朗晴空

傾聽自心

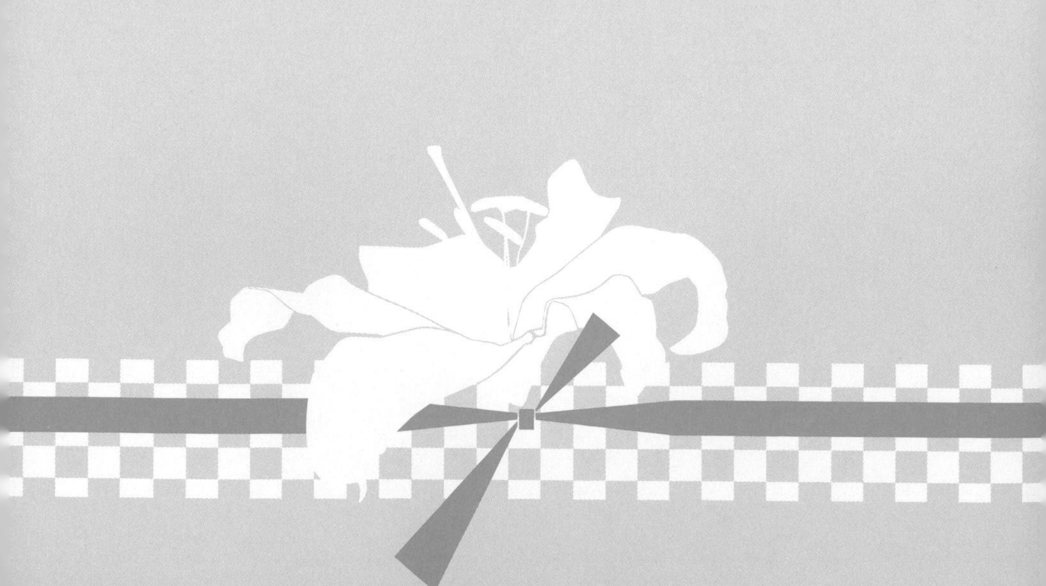

我常常在思考：
到底如何做，才能保有護理的初心？
應該如何做，才能維持自我及工作的平衡點？

開啟內在的鑰匙

文／葉秀真
花蓮慈濟醫院護理部督導

經過加護病房門外，每每聽到家屬哭泣哀嚎的聲音，總勾起我早年在加護病房急救病人的一個畫面：當時僅有十張床的加護病房，佔床率低時只有我跟一位資深學姊值班，那天的急救工作分配當然是我這位菜鳥負責跑腿傳話。

當加護病房電動門一開，一排家屬跪在門外大聲地唸誦佛經，有的則情緒失控的哭泣，那個聲音響在小夜班的迴廊裡格外刺耳，對我則是很大的震撼。除了傳達學姊交代我要說的「目前還在急救中」外，我不知道該再說什麼、還能夠做什麼，於是假裝忙碌地再度鑽回門內。彷彿是帶著身後那群家屬的期待進入急救區，然而只有自己心中知道那是倉皇逃離……。

從那時到現在，十幾個年頭過去了。在這段時間中，隨著安寧療護觀念的積極推動、倫理議題的重視以及悲傷輔導的繼續教育訓練，讓臨床護理人員的專業逐漸擴展到家屬層面，真正落實以病人為中心的照顧，愛屋及烏，讓家屬與病人生死兩相安。然而臨床上仍有許多護理人員就像過去的自己，不知道該如何處理家屬的情緒，在面對家屬的哀痛時只能選擇逃避。

午間的 Grand round 教學活動中，不乏聽到護理人員表達照顧末期個案的問題。於是利用情境重現，了解護理人員直接面對家屬情緒上的尷尬與無助。

案例一：

場景：

護理人員報告一位有酒精性肝硬化患者，加上心包膜炎術後合併敗血症入住加護病房個案的護理過程，報告動機之一是不知道該如何面對已宣判無法治癒的病人其家屬的哀傷處理，故提出討論。

情境：

看起來顯得憂鬱的家屬，似乎沒有意識到病人肝硬化的嚴重度，頻頻問著：「護士小姐，我先生什麼時候會醒來？」、「他怎麼看起來越來越不好？」

護士：「我請醫師跟您解釋……」

醫師：「您先生情況很差，肝病末期加上……（解釋病情）可能不會好，您要有心理準備。」

家屬：「怎麼會這樣？那我該怎麼辦？」聲音啜泣，逐漸哭了起來。

護理師：「您不要傷心了……」

也不知道該怎麼辦的護理師，只有想到找常住志工幫忙安撫。

案例二：

場景：

內科病房中，一位六十幾歲的先生，剛被醫師宣判肺癌末期，家屬表示暫不要告訴病人。

情境：

護理師：「病人有知的權利，我看到他的不解與渴望，他都會問我報告出來了嗎？」

家屬A：「因為不知道該如何跟他說？怕他會承受不起。」

家屬B：「不論如何，還是要救到底，不能這樣放棄。」

呼吸微喘的病人：「我自己的身體，我自己最清楚，其實我都已經準備好了，也沒有那麼可怕……」

護理師A：「看到兩方的艱難，只能再跟醫師討論，看要如何告訴病人病情……」

護理師B：「可以照會安寧共照師，請她協助讓家屬了解。」

臨床上，護理人員專業熟悉地照顧著病人，但是面對末期病人家屬的情緒卻常會顯得無策，想要幫忙卻使不上力。之前曾邀請心理師石世明主講一堂教育訓練課程，石心理師教大家一套深度溝通技巧，讓同仁學習開發自我的潛力，在此提出分享，或許可協助大家找到答案的線索與方法。

石心理師在課程中提到：「醫療人員的驕傲使病人具有安全感，但是也需要『人性我』的謙卑，讓自己的生命經驗與病人的生命經驗產生共振。」又說：「護理人員的成長等於病人照顧品質的提升，透過在工作中的成長，才能延伸護理職涯的深度及廣度。」

要能越來越資深，先要在工作中有成長；工作中的成長，有時是透過繼續教育訓練連結臨床經驗，有些則透過資深同仁的引導發現護理價值；當然也可以參加心靈成長講座或工作坊。

石世明在課程中舉出一位護理同仁找到開啟內在鑰匙的一則故事，這是石心理師過去在心蓮病房舉辦「傾聽陪伴小組」座談會的案例。

腫瘤科研究護理師英妹（化名）為了幫助病人繼續接受治療，而多次與病人發生爭執，多年後聽到病人坎坷卻豐富的生命故事時，心中大感震撼，而寫下自己懺悔的心情，並藉由座談會當眾唸給病人聽。病人給予的回饋，成為開啟護理師深層內在慈悲的一把鑰匙。

期望透過他人的故事，讓護理同仁們也都可以找到開啟自己內心的鑰匙，讓內在力量源源不絕湧出。

英妹的懺悔信：

有一句話說「施比受更有福」，我要很愧疚的說：「我自己是一個富有又奢侈的人。」我的富有，來自於接觸、認識很多癌症病人；我的奢侈，卻是因為我對這些病友視而不見和淡漠。老天給了我這麼多的福氣，我卻不自覺的選擇捨棄。

每次到心蓮病房參加傾聽小組，和病友、志工們做心靈上的分享。在這裡沉澱自己的心情，掏空心中擾人的思緒及偏見，重新在每個故事、分享中找回感動。在這裡分享生命經驗的病友，他們不需要冠冕堂皇的詞句，現實生活的遭遇就足以觸動每個人心中的最深處；陪伴的人不需要天馬行空的幻想，就能與他們一起和生命舞動。

我要很慚愧的說，認識病人金浩這麼久，我都不知道原來他十三歲就上船當童工、不知道他曾跑過遠洋，更不知道他認為當時生活的苦，不亞於今日得癌的病痛。作為一位護理人員，我只是粗淺了解到：他是一位淋巴腫瘤病人、是第幾期的患者、施行過多少次化療，殊不知他的生命歷程，是這麼多的辛酸累積而成。

身為一位醫療人員，我常以為我很忙，忙到只能和個案匆匆來去的談病情，以為個案只需要我為他提供專業上的服務。我又很「自以為是」的替個案做「我的」決定，所以我得到的只是醫療上的回饋。但在病人的生命裡，我又佔了什麼角色呢？

當金浩在心蓮病房分享他過去的生命經驗時，我很懊悔為什麼第一個聽到他故事的人不是我。當我從背影看見他頭上稀疏的蒼蒼白髮時，我才恍然，我已錯過最珍貴的時光。

來到心蓮的傾聽小組，就像每個星期洗滌自己的心靈一次。病人的生命分享不只教導我不畏死，更教導我活的尊嚴、活的意義。現在，我正開始學習褪去矜持與驕傲，用謙卑及微笑面對尊重生命的人。

編註：〈英妹的懺悔信〉一文出自心蓮病房心理靈性教材，由石世明提供，曾登載於《安寧照顧會訊》五十八期。

源源不絕的護理能量

文／胡薰丹
花蓮慈濟醫院心蓮病房資深護理師

在心蓮病房工作較其他單位有更多的靈性成長機會，唯有護理人員獲得心靈的自由，才有能量協助病人經歷疾病歷程。

前文提及的〈英妹的懺悔信〉，我當時有參加「傾聽陪伴小組」的討論會，因此是親自見到、聽到資深護理師英妹在公開場合對病人懺悔過往的護病互動經驗。這件事也讓我省思：當病人展現靈性層面時，護理人員對病人是只展現「醫療我」還是保有「人性我」？

曾有位病人的疼痛一直無法控制，團隊評估認為病人是整體性的疼痛。也就是除了身體性的疼痛外，還有社會性、精神性及心靈性疼痛等層面。當時我是照顧她的主護，我找她到旁邊的商店喝咖啡，想讓她暫時跳脫病人的氛圍，緩解她藥物無法處理的疼痛。事後將這樣的活動提出與病房心理師討論，心理師問我當下感受如何？我回答他：「病人喝了幾口咖啡，胃口如何……」等答案。

經過省思，才發現自己當時真是一個「標準」的護理人員，自以為是在幫忙病人，但真相是，在喝咖啡的當下，我還是用專業技術的「醫療我」的心態在評估病人受苦的情形，而「人性我」則被拋到腦後。

只純粹使用「醫療我」護理病人，我想病人應該只感受到醫療層面一板一眼的照顧，不會感受到護理的溫暖；護理人也無法從病人身上學習到人生的課題。日子久了，對於護理工作缺乏感動，當然不會有工作的動力。當發現自己的能量在流失時，經由不斷地與病房心理師討論，而重新找回自己的真性。

在護理過程中，原本就存在著我們的本心，「醫療我」與「人性我」可以同時存在。看見病人受苦，我們會生起慈悲心；面對病人死亡，我們會流淚與難過，這些都是可以接受的。但是要知道病人除了受苦與死亡，同時也留下了很多精神層面的東西，這就需要我們用「心眼」去覺察與發現。透過照顧病人的省思，才能讓自己不斷充電，保有源源不絕的護理能量。

感受存在共振

文／張素雯
花蓮慈濟醫院呼吸加護病房護理師

自二〇〇二年轉調到骨髓移植病房，便參與相關專科的照護課程，如腫瘤學會舉辦的基礎及進階腫瘤護理課程、癌症照護等課程，也參加過安寧種子訓練。舉凡相關的照護課程不管是技術層面、心理層面，我都盡量把握機會上課。因為我覺得這些知識可以隨時隨地應用在照護個案身上，或作為教導新進人員的教材，我也發現自己在腫瘤病人照顧專科方面的興趣持續提高。

即使上了這麼多相關課程，但是當病人面對死亡時，我仍然沒有勇氣跟病人討論。一旦病人真的提起：「護士小姐，我快死了，怎麼辦？」我大多無言以對。

理性的我會陪在病人旁邊，再利用時機跟家屬或團隊討論病人所提出的問題，彷彿將責任推給家屬、專科護理師或安寧共照護理師，自己躲到忙碌的工作上就可以不用直接面對。然而每當獨處，內在的自己卻永遠無法釋懷，我到底在害怕什麼？我又該如何做才能真正誠實面對我的個案，以及提供他們照護之外的需要。

曾經照顧過一位罹患神經母細胞瘤且發育遲緩的個案，案母照顧個案無微不至，把個案當成是一般正常小孩在照顧，讓我想到自己的母親與重度身障的弟弟，所以在照顧此個案時，幾乎把他們當作自己的家人，心情的喜怒哀樂都跟著他們走，感覺就像陪伴自己家人。

可是在自己經歷過喪親之痛後，才發現那種刻骨的心痛是別人無法分擔，也因而反思當護理人員面臨病人往生時，同樣也是無法真正體會家屬心中的感受與想法，我們畢竟不是親人。

透過石心理師的課程，我了解到護理人員有「人性我」與「醫療我」的分別。我也發現，面對專業照顧時，我的「醫療我」真的很驕傲，但是「人性我」卻很脆弱，往往不知如何幫助病人，因為我知道我不是他（病人與家屬），我也沒有參與他（病人與家屬）的一切，僅由病人目前的一小部分，我無法了解他。

但在上過石心理師的課程後，我學會保有一些「人性我」來思考病人及家屬的問題，雖然我無法代替他們決定，就算我認為他們的決定可能有偏失，我也不會當下強迫他們聽從我的建議；當面對自己無法認同的個案，或讓我觸景傷情的個案，我也會開始聽他訴苦、給予安慰，且學會提出與醫療團隊溝通。

以前常在想，我要如何在心理層面上幫助我所照顧的病人？現在思考的是，我要如何去感受到自己和個案之間存在的共振。傾聽、陪伴加上持續學習深度溝通技巧，讓自己的「人性我」出現，應該是不二法門吧。

陪在你身邊

文／江青純
花蓮慈濟醫院安寧共同照顧護理師

幾年前，成為心蓮家族的一員，擔任共同照護護理師及居家護理師。平常要利用短暫的探訪來了解病人的狀況，建立關係並提供服務，進而規劃接下來的計畫，真的是一項挑戰。在這個學習照顧陪伴的過程中，有一些印象較為深刻的例子，可以跟大家分享陪伴的經驗。

走上二樓臥房，阿彬坐在床上，消瘦的他罹患鼻咽癌，晚期局部轉移。曾經擔任教練的他壯碩不再，目前有著氣切口及胃造瘻口。當我走進房間探訪，他仍然重複著一套動作，左手拿著小鏡子照著氣切口，右手用小剪刀從鼻孔裡拉出一坨黏液，吐一口唾液到床上的透明塑膠袋裡，再繼續用剪刀將衛生紙捲放入鼻孔裡。在一旁的印籍看護阿莫皺著眉頭略帶驚恐的神情，不知道該如何幫他。阿彬因為有氣切口，說話會「漏風」，於是比手畫腳加上寫字一起來討論這一個禮拜的居家狀況。阿彬太太因為工作關係常不在家，回家也是來去匆匆，雖然擔心阿彬在家的狀況，但總是無法在阿彬的身邊久待，透過手機與阿彬太太聯繫，發現她非常焦慮，不斷地詢問：「他鼻子是不是要再檢查一下？」、「要不要幫他打營養針？」、「他是不是不舒服？」等等。幾次居家訪視後，我認為已經跟太太溝通過好幾遍，但太太還是不斷提問……

事實上阿彬太太是要跟我說：「護士小姐，我不會陪伴病人，請教導怎麼陪伴我眼前的親人？」換句話說，阿彬太太因為不會陪伴而焦慮，所以把注意力都放在對病人身體的照料上，並把身體症狀的生理反應，當作是一連串的「問題」，寄望醫療人員來處理。

不同的癌症部位，不同的轉移情形，會有不同的症狀表現，每個病人最後的身體受苦狀況也不盡相同。護理師對病人身體症狀的表現要很熟悉，先對家屬解釋，因為預先知道病人「大概」會有什麼生理反應，家屬心裡面會比較踏實，受到的衝擊也會減低。

若病人準備要回到家裡，不像在醫院有這麼多醫護人員照顧，家屬會擔心病人的生理需要沒有獲得滿足。一旦護理師能夠充分分析病人的生理變化，說明醫療團隊如何照顧病人的生理需要，不僅安慰了家屬的心，也和家屬建立更進一步的信任關係，這樣的護病關係，有助於護理師引導家屬如何陪伴，而讓整個後續的照顧更為順利。

阿彬後來因腫瘤進展，導致臉部嚴重淋巴水腫及呼吸困難等症狀，入住心蓮病房做症狀控制。有一天阿彬太太跑來找我，說病房護理師告訴他，阿彬的身體狀況變得不好了，她很緊張地說：「怎麼辦？」、「他都不能吃！」、「他怎麼一直睡？」……

當病人病況逐漸走下坡，家屬也會跟著慌張。這時護理人員可以透過簡單的比喻，譬如告訴家屬，病人正慢慢退回到小嬰兒的狀態，讓家屬瞭解這些變化不是問題，把臨終的身心變化正常化、合法化。譬如，病人不能吃，是一個自然的過程，不是照顧者或是醫護人員迫切需要去解決的問題，因為承認自然的過程，「不是」放棄病人，也不是不願意照顧病人，而是「尊重生命」，尊重生命的變化和需要。

實在具體的照顧上，護理人員可以告訴家屬：「不一定吃飯的時間一到，就要病人吃東西。病人想吃就吃，不想吃，可以準備一些小東西放在冰箱，當他想吃的時候，就可以隨時拿給病人。」除了回到簡單的生理基本需求之外，護理人員可以引導家屬採用更多的肢體互動來陪伴病人，就如同照顧小嬰兒一樣。因為溫柔的觸摸可以傳達關懷，肢體的接近傳達的是一種接納。適時的簡單提醒，才能夠引導家屬進入有效的臨終陪伴。

當病人的能力逐漸喪失時，如果看到「病人已經不能夠做什麼了」，家屬會很無奈；若是看到「病人還能夠做什麼」，家屬比較能積極地把握病人尚有的能力來做陪伴。當病人意識開始混亂，表示病人健康更差了，會讓家屬難過，同時不知怎麼回應病人才好。此時，護理人員可以提醒兒子：「雖然你爸爸有點不清楚，但是他還是可以聽懂你的話，你可以說一些肯定爸爸的好話，他可以瞭解……」護理師協助家屬看到病人尚有的能力，才能夠進一步在還能夠做的事情上，陪伴家屬一起努力。

家屬不自主的焦慮，病人感受得到，護理人員可以依家屬的狀況提出一些建議，讓家屬來到病房之前，先做一些轉換。譬如在病房外頭靜坐五分鐘，把自己的心靜下來。因為當家屬準備得更好，病人也會受到更好的照顧。護理師就像家屬的鏡子，協助家屬反映出現狀，進而引導家屬往更好的方向調適。

當臨終逐漸來臨，家屬用心形塑出來的愛和關懷的氣氛，就好比一雙手，可以把病人這個小嬰兒「捧在」手心裡面。愛、關懷和接納，正是此刻的病人最需要的。臨終時刻，多數家屬把注意力放在病人的症狀，卻不知道家屬的心念轉變，塑造愛的氛圍，才是臨終陪伴的重點。護理師對家屬的提醒非常重要，這麼一來護理師彷彿把力量交回到家屬身上。當家屬領悟到：「家人不是等待醫療照顧的無助者」，才可以積極地從心念的改變，成為給予病人祝福和安慰的行動者。

阿雲，典型的家庭主婦，七十歲的她，瘦弱的身體到處是腫瘤，背著一顆比懷足月寶寶還大的肚子，她最常問我的一句話是：「懷胎十月就生了，我怎麼都生不出來。」但她還是每天都跟這堆腫瘤和平共處。到了後期，身體越來越不能操作自如，每當看到我總說：「你一定要來看我，不可以等到我打電話給你才來，你不來，我覺得很沒安全感……」我心裡清楚了她的不安全感及需要，便增加了探視她的次數，也延長了我陪伴她的時間。那天，病人的弟弟打電話給我，說她好幾天不睡覺了，現在已經吃不下東西。我到了她的身邊，她對我笑了笑，我隨即拿了張椅子坐在旁邊，握住她的手，一句話也沒說，秒針分針不停地走著，時間不知道過了多久，我發現她睡著、打呼了……

護理人員接納生命的變化，才能夠展露出真誠的微笑；護理人員理解到人性本身即具備有療癒的本質，才能夠安然地將自己的存在，呈顯在病人和家屬面前。當病人進入臨終階段，病人和家屬並不期待護理人員一直「修理問題」，而是能夠花一點時間，與他們同在一起。此時，護理師的「出現」本身，就是一種安慰。護理人員的照顧行動，往往是家屬學習的範本，當家屬從護理人員身上感受到溫柔和安靜的品質，他們也能以同樣的方式照顧自己，終能被引導、學習而達到最好的臨終陪伴。

信仰實踐

在慈濟醫療志業服務是一種福氣，因為比其他人更有機會到世界各個需要幫助的角落為苦難人付出。因此即使是在護理人員缺乏的今日，需要徵求志工時，院內醫護人員無不踴躍報名。

慈濟護理人平日埋首忙碌工作中，但只要聽到號召哪裡發生災難需要幫助，蟄伏已久的善念立即躍出，自願自假自費前往援助，為守護地球村民盡心力。

信仰的力量

文／葉秀真
花蓮慈濟醫院護理部督導

在一次的課程中，看見螢幕上播放著關山慈院的醫護同仁，前往南橫原鄉部落出診的片段。只見已故的丘昭蓉醫師與護理同仁、志工們，在山上部落四處看診、找病人，彎腰看著傷口，與病人熟悉的互動。這群關山慈院的醫護同仁，有佛教徒，也有基督教徒與天主教徒，雖然各自有不同的宗教信仰，卻付出同樣的關懷，不管對象是不是同樣宗教。

看著影片中醫護與病人家屬互動的身影，觸動著自己近來內在沉重的心，因為碰上學弟妹們對護理的疑問、或是想離開的念頭。想起加冠典禮中的燭光，點燃誓願從事護理的熱情，曾幾何時，卻在一棟棟白色巨塔內被龐大工作負荷淹沒，有什麼力量能讓我們持續保有那分熱情。

回想一幕幕護理與病人互動的畫面、自己在加護病房成功搶救生命的喜悅、以及推著工作車在病房長廊發生的許多故事……，點點滴滴累積出讓自己繼續從事臨床工作的信念。

我相信每個人心中都有屬於自己的信仰，那是一種願力，讓自己有所依歸的朝著某個方向前進。這股內心的力量可能是宗教，就像南丁格爾，堅定地將上帝的呼召當成她投入護理工作的原動力；也可能是非宗教，像個人臨床經驗或楷模典範學習。

如同證嚴上人在《法譬如水：慈悲三昧水懺講記》中提及：「心有依靠，人生才有方向。『宗教』的意思是人生的宗旨與生活的教育，只要選擇正信的宗教，生命的軌道就不會偏差。假使尚未皈依任何宗教，也須善盡人生的本分，如此亦不脫離宗教的精神。」

在慈院工作十多年，見到許多有宗教信仰的人，能比較快地度過工作低潮，甚至重新振作後精神更充實。在花蓮慈院，最早的基督徒是陳英和院長，醫院在一九八六年八月啟業，他在三月就來報到。當時這位年輕的主治醫師擔心自己能否適應佛教醫院的環境，上人的回答是：「我並不擔心你信基督，我只擔心你愛得不透徹、信得不徹底。」轉眼已過了二十餘年，陳院長帶領團隊建立慈濟骨科的國際名聲，我想這是體現宗教精神的最佳詮釋。

服事上帝最好的道路

文／李彥範
花蓮慈濟醫院急診副護理長

當初退伍前，一直在考量是要去和自己信仰相同的醫療院所服務，還是去慈濟醫學中心工作。詢問各方的意見後，決定先到慈院。因為在慈院可以碰到更多不同疾病的病人，可以學到更多相關的醫療及照護知識，然後就一直工作至今。

我是個愛思考、永遠有新問題的小孩，但上帝一直都會給我答案，也一直給我機會找答案。從進入醫院工作以來，我對護理工作的思考沒有停過。

我很喜歡工作時可以幫助到病人，那讓我有服事他們的感覺。聖經上有段記載耶穌的話，他說：「我渴了，就給我喝；我餓了，就給我吃；我飢寒，就給我穿。你們做在這最小的弟兄身上的事，就是服事我了。」一開始到急診服務，領教過各式各樣的挑戰，也從中得到成就感和滿足，也很感謝上帝給我健康的身體以及這份工作，可以每天在工作時就服事到這麼多人。

我也一直牢記南丁格爾說過的話：「護理是門科學，也是藝術，更是服事上帝最好的道路。」但我真的得承認，我是人，而且是一個有許多軟弱和缺點的人，有一段時間，碰到酒醉的病人就不想服務他，碰到很「魯」的病人就想賞他巴掌，忙到沒時間吃飯喝水上廁所時，就會抱怨上帝。我的護理生涯，就靠著不斷地找答案，及與上帝對話中，持續到現在。

我知道在慈濟的大環境裡，有些基督徒也當到了學校的校長、醫院的副院長等職位，可見這個團體並不會排斥不同的宗教信仰者。唯獨在參與活動，當大家對上人叩首頂禮，我卻因為信仰不同而站得直挺挺時，那樣的感覺還是很怪，那樣的處境還是會有團體的壓力。

至於慈濟對各種宗教的尊重和包容，從我是個基督徒，但護理部主任卻願意推薦我參加大陸貴州的冬令發放就可以知道。而跟著慈濟志工參加過救濟之後，我相信宗教的大愛精神真的能幫助到地球上需要救助的人。

如果把醫院的各層級照護套用同心圓理論的話，我覺得圓心是急重症的救護，第二層是門診或一般病房的照護，第三層是社區護理和個案管理的護理。圓心部分，我有急診多年的工作經驗，也去過內科加護病房三個月交叉訓練；第二層部分，是我現在的工作單位，就是二六東胸腔內科及PGY病房；最外層部分，我曾支援氣喘個案管理師約半年，現在也在社區健康中心實習。在慈濟醫院工作七、八年來，很高興有各個不同的機會到不同的單位工作，累積豐盛的工作經驗。

關於護理工作的答案，我還在尋找，而我的信仰，也一直給予我力量。

追尋生命活泉

文／林淑媛
花蓮慈濟醫院社區健康中心護理師

當初因為丈夫的工作在花蓮，加上公公對花蓮也很有好感，所以就決定了我們這一生的居所。來到花蓮之後，對新生活躍躍欲試的我，想回到本行繼續做護理人員，於是進入花蓮慈院。雖然是從新做起，但是因為已有經驗，所以比一般新人更快適應環境，也因此對於自己在專業領域的表現，不免起了一種假象的優越感。

工作四年後，漸漸對別人的想法和做法感到不滿，我甚至因此在職場上得罪了人。此外，我的婚姻也讓我充滿挫折。丈夫是職業軍人，個性木訥保守，我總認為他做事拘泥形式，沒有創意，因此對他相當排斥。

此時的我，對一切事物都充滿負面想法，因此非常想逃離這個地方，希望能徹底擺脫束縛。雖然我也嘗試了所有我知道的信仰方式，但都無濟於事。

二〇〇五年，在一次業務公差途中，遇到以前認識的學姊。我們相談甚歡，我感受到學姊整個人充滿喜樂，學姊因而介紹上帝讓我認識，使我生命中再次點燃火種，整個人活了過來。

我的工作因信仰而變得不一樣，我不再高傲，而且更加精進自己的智慧；我的丈夫也變得不一樣，他現在懂得和我一同分享生命的喜悅，變得會主動對我訴說心裡的話，家庭氣氛也隨之改變。

有人問我，信仰上帝的我在佛教的慈院工作，難道不會感到不適或被排斥嗎？我可以大聲的告訴他，如果不能夠接受其他信仰的人一同生活及工作，那就絕對不是真的信仰。

與你一同分享我所追尋到的生命活力的泉源，祝福你一切平安喜樂。

發願做手心向下的人

文／廖慧燕
大林慈濟醫院護理部副主任

有一天，在醫院看到徵求護理人員到大陸發放的公告，很心動、很想參加，雖然經濟不是很寬裕，休假不是很多，但機會喪失就沒有了。我告訴自己可以去學習及體驗，就自費自假隨賑災團出發了。

發放第一天，所有人先參加發放儀式。天氣實在太冷，我穿了九件衣服還是覺得冷。許多我從沒看過的黃包車及靠人力推的老舊二輪車，都在等著物資發放。看到民眾整齊排列在操場等待，我心中感到難過及不捨，因為我真的無法想像現在還有這種貧窮的地方。

發放典禮簡單但不失隆重，當德旻師父唸出上人的信時，溫暖的陽光悄悄露出了笑臉，讓在場的人感到溫暖且不可思議。在發放物資儀式中，我也是其中一位成員，當把物資交到感恩戶代表手上時，我們還要行九十度鞠躬以表感恩，這讓我感受到慈濟人的謙卑。

到達另一個目的地之後，看到一群鄉民在凜冽的寒冬等候著我們到來，真恨不得能在短時間內把所有物資發放完，讓他們少受一點凍寒。我負責蓋章，從每一雙粗糙的手中接過單子，看到的是因凍傷而腫大且已經不靈活的手，看到他們穿的是一件件破舊的衣服，心想是否暖和？剎那之間，淚水模糊了我的視線。我再也不期待看到下雪，我只希望每天都有暖暖的陽光，讓他們不再寒冷。

有師姊一直叮嚀我們，無論多累，一定要記得微笑。我一直記得這句話，每一位我必會鞠躬說感恩，且一定笑臉迎人，噓寒問暖。這其中不乏年紀輕輕就是孤兒，也有獨居老人。還有人早上五點就從家裡出發，花費三個多鐘頭走路來到發放現場。發放結束已經是下午三點多了，接著就是訪貧。

在地方幹部的帶領之下，我們訪了兩家。第一家為一對夫妻，妻子為聾啞，一直在庭院玩耍對我們傻笑，家中擺設只能用「一貧如洗」來形容。第二家為一獨居老人，老奶奶開著一間小雜貨店，雖沒什麼生意，仍可賺取一點微薄的錢。離開前看到奶奶已經把我們給她的棉被舖在床上了，相信晚上她一定會很滿足的睡一個好覺。

這一次的發放讓我學習到慈濟人的愛心、善心及堅強的向心力，也看到與我們生長在不同世界的人。發現該學習的地方好多，也發現自己是多麼的幸福，能生長在一個富足無缺的環境。也因此，更要積極參加慈善公益活動，希望這個世界能少一些人受到痛苦。

我發願要做一個手心向下的人，在工作上、生活上精進，幫助需要幫助的人，讓我的慧命能更發光發亮。

志為「施無畏」者

文／林興隆
大林慈濟醫院急診室護理長

傷痛的記憶會被深埋，不願被揭露。但是在聽聞慈濟人於四川大地震後的賑災種種，卻勾起我埋藏在心靈深處的記憶……。

十幾年前在北部工作，一個颱風過後的清晨，前一天小夜下班的我，在早上七點多接到醫院的電話。告知陽明山上發生土石流，一戶人家遭到活埋，需要緊急救援。

我在大腦還沒完全清醒的狀態下，前往急診室搭救護車趕往現場。風吹著，雨下著，家屬的心情激動著。我在腎上腺素的衝擊下，大腦已完全甦醒，也消退了飢腸轆轆的咕碌咕碌腸音，因為還有人埋在土石流裡。

我立即勘查適當的急救地點，我所站的地方一牆之隔就是坍塌現場。時間一分一秒的過去……雨一直下著，大家的心情都緊繃著，心中想著：「分秒絕不能懈怠。」

過了約兩個小時，一位小妹妹從深層的土石中被挖出，醫師馬上做氣管插管，另一位同仁做心肺復甦術，我則趴在地上打靜脈留置針並給予急救的強心針。隨後馬上由救護車送往醫院急救，不幸的是仍無法將她的生命挽回。但是經過這事件後，我更篤定不願意放棄護理工作，因為可以服務更多需要幫助的人。

一九九三年，伊朗巴姆大地震後，我與慈濟人到災區提供義診服務，眼睛所看到的盡是髒亂的環境、斷壁殘垣及破亂不堪的帳篷。多數人因為貧窮，無法得到妥善的醫療照護，我們給他們的就是一劑強心針，用以幫助他們減輕不適。我告訴自己：「把握當下，做自己所能做，盡自己所能為。」

在急診服務的日子裡，也遇過多次大量傷患湧進。每次看到一個個驚慌的臉孔，我總想跟他們說：「已經沒事了，放心在這裡接受照護吧。」我的工作是負責人員調度，讓每位傷者能安心放心地接受我們的照顧。

四川大地震中，一位倖存的女高中生說：「我有一百多個親戚，可是那一夜過後，我已是無依無靠了。」聽聞這一席話，更增強我必須在現有崗位上精進努力的決心。看到這麼多的天災人禍，讓我更覺得無常可怕，也更珍惜身邊所有的人，及自我期勉要把握當下。

【跋】

開拓護理師內在心理空間

文／石世明
曾任花蓮慈濟醫院家醫科臨床心理師
美國丹佛大學諮商心理學博士
現為和信治癌中心醫院心理師

基本上護理師所面對的是一個人的整體受苦，而不只是病人的傷口或症狀。護理教育教導護理師，如何運用醫療技術協助病人的生理症狀，卻少提及醫療專業自身如何看待與面對生命的受苦。

幾年前在一次晨間團隊會議中，大夜班護士敘述一位臨終病人於昨晚大、小夜班交接之際，症狀急遽變化，不久後生命就自然地結束了。護理師報告病人的生理變化及相關的醫療處置後，簡略地提到「那個時候家屬按鈴，護理師小慧過去照顧，不久病房裡就傳來嚎啕大哭的聲音，我們以為發生了什麼事，趕緊衝過去看，才發現病人往生了，但是在哭的竟然不是家屬，而是小慧……家屬牽著小慧的手一邊安慰她不要太傷心」，「可能是病人跟她最好吧，小慧實在太難過了，一直哭不停，沒辦法，我們只好把她扶到休息室，然後趕快作後續處理。」

交班的護理師講到笑了出來，聽的成員，有的笑著說「這太誇張了」，有的人默不作聲，也有人問小慧後來有沒有比較好。這個場景的確有點好笑，一般以為哭的應該是家屬，安慰的人應該是護理師，沒想到卻剛好相反。這個場景對剛上任心理師的我留下了深刻的印象，也讓我開始從實際臨床經驗中，思考護理師的人性與醫療專業之間的關係。

從護理人格養成的角度來看，護理師經歷了三個階段的成長。

在第一個階段裡，護理師是一個素樸的人。這意思是，剛進入臨床，二十出頭的護理師跟每一個人一樣，看到出血會覺得恐怖，看到大傷口會想要吐，聽到病人唉叫或哭泣會不忍心。這是基本的人性。

去人性，意謂著把護理師的基本人性暫時地壓抑，使得護理師的醫療工作可以進行下去。去人性化是醫療訓練的必要階段，否則當護理師看到病人出血就昏倒了，一接近大傷口就嘔吐了，聽到病人唉叫護理師也跟著哭了起來……這些護理師的人性反應讓護理工作無法進行下去，病人也得不到幫助。

去人性化的醫療訓練，讓作為一個素樸的人的護理師，進入第二個階段，也就是養成護理專業的人格：護理師看到出血很鎮定，面對大傷口能不動聲色，聽到病人唉叫還是可以俐落、有效率地將護理工作完成。

第二個階段可說是護理技術的快速成長期。繁複的護理工作是一個亟需理性與智性的工作，如何與其他專業溝通合作，人際關係的適應，病人千變萬化的狀況需要掌握……壓抑基本人性，讓護理師更有效學習技術，並掌握一切。此時，追求「王一針」、「陳一針」變成主要目標，技術的有效性也成為護理師主要的成就來源。

然而，護理師的基本人性從未消失。工作一段時間之後，護理師的專業技術越來越純熟，護理師的注意焦點從傷口、症狀，擴大到面對一個受苦的人。這時候人性的關懷，比較能夠進入護理師的視域之中。這包含兩個層面，第一層面是病人的人性，第二層面是護理師的人性。

護理工作一開始就被定義為對整個人的照顧（Holistic Care），而現代醫療也越來越重視對病人的整體關懷。身體問題和病人社會、心理問題交相影響，生理以外的問題應被納入醫療關照。許多第一線的臨床護理師，也被期許或要求對病人作全人照顧，這一點對以醫療訓練為主的護理師而言，的確是一個不容易的課題。

然而本文所指的再人性化，更大的成分是恢復「護理師」的基本人性。換言之，當面對病人的傷口、症狀、情緒，護理師能夠待得住，維持醫療專業應有的處理能力之外，護理師作為一個人的本心，被受苦病人所召喚出的種種感動、無助、憐憫和關愛，如何能夠被護理師自己所接納，並且被融入護理專業之中？

這麼一來，不僅病人的人性被護理師恢復了，護理師作為一個人的基本人性也被恢復了，此時護理師就進入第三個階段：護理專業對護理師來講，已經超越了技術的範疇，而邁向更為整體的深度人文關懷，同時護理專業所接觸到的種種病苦，亦被護理師轉化為認識自我以及心靈成長的泉源。

許多護理師認為，資深護理人員的意思是，別人打三針才打上去，我打一針就打上，或者說別人換藥換一個小時，我換三十分鐘，乾淨俐落換得更好，這才是資深護理人員。從護理人格的養成角度來看，這是第二階段護理技術的純熟。護理技術的精進，讓病人在身體上受到更舒適的照顧（病人當然希望一針就打上去），這是非常重要的。然而護理技術的進步，並不意謂著護理師就能夠進入第三個階段，產生人性的整體關懷。

我經常提到一個小故事。一天晚上，一位剛畢業的護理師推著藥車到病床邊，幫進入末期的伯伯作護理。伯伯飽受病痛折磨，一個人蜷曲著身體，窩在棉被裡。看到護理師來了，伯伯帶著無助的眼神，聲音微弱地問護理師：「小姐，我現在應該怎麼辦？」小護理師正專注地準備藥物，突然被這麼一問，緊張地答不出話，小護理師用顫抖的聲音說：「阿……阿伯，我也不知道該怎麼辦？」此時，病人竟兩眼發亮，笑了起來。他說：「妳不知道該怎麼辦，那我就知道該怎麼辦了。」

小護理師的不知道該怎麼辦，剛好回應了病人的無助，因為生這麼重的病，「不知道該怎麼辦」才是正常的。病人會笑，因為護理師從人性的層面回應他——如果我是你，我也不知道該怎麼辦。這樣的回應讓病人覺得不孤單。或許小護理師無意的回應歪打正著，但也讓我們進一步思考，醫療訓練如何跨越技術，而朝向更整體的人性。

從人性關懷的角度來說，恐怕能夠進入第三階段的護理師，才是資深護理人員。經常許多所謂的「資深」護理師，只停留在第二階段，以護理技術為唯一訴求。病人的人性和護理人性，鮮少出現在他的專業思考裡。這樣的護理師往往會責怪病人的個性很差，或是其他護理師太過情緒化，不夠專業。

基本上要在目前的醫療環境下，恢復護理師的人性並不容易。我相信這是為什麼護理人員的工作壓力大，流動率高以及作得不快樂，其中一個重要原因。然而，許多衝突不僅來自於外在的醫療環境，同時也來自護理師內在的衝突。這些多面向的衝突經常是隱而不顯，或在醫療環境下無法被正視，有些結構性的衝突亦是難以化解。我們簡單歸納三個內在衝突包括：

一、理性與感性的衝突：

醫療要求理性，以為病人作最正確的醫療決策。而醫療人員的人性反應，甚至慈悲反應，很容易不明就裡地被歸類到感性的層面。高舉理性，貶低感性，這樣的思考貫穿所有的醫療行動。受到壓抑和犧牲的，卻往往是護理師人性面的需求。更進一步地說，這樣的衝突不僅是外來的，甚至已經被護理師內化進入自己的價值判斷之中，使得護理師懷疑自己人性需求的合法性，或為自己的感性冠上「不夠專業」的貶語，也無意中打壓著同事的人性。

如果我們換個角度從人性面來思考，其實病人走了，以一般俗世常態而言，護理師的傷心、難過才是合理性，無動於衷反而是非理性。我們可以期待護理師因為要處理下一個病人，當時不能太難過。但我們不應認為護理師下班之後的難過，是情感過度投入或不夠理性，因為這是基本人性的反應。理性和感性不應該是相互排斥，將感性包含進來的理性，才算完整的理性。

二、功能效率與人性的衝突：

醫療講求效率和效果，與此抵觸的經常難容於系統運作當中。臨床上常見的狀況是，護理師會刻意避開所謂的感傷時刻，盡量不要讓自己的情緒有機會洩漏出來，以便讓自己可以全神貫注地施行醫療技術。將自己的情緒視為洪水猛獸，護士其實有不得已的處境，如果某些時刻護理師因情緒或人性的展露，使得自己沒有功能（no function），這在講求功能效率的醫療環境中是令護理師相當難堪的。久而久之，護理師便無意識地封鎖了自己的人性，不讓其顯露。

基本上，我們應該對護理師這樣的內在衝突處境給予相當的敬意。曾經在一次「生命體驗與心靈成長」的小團體中，來參加的大多是在臨床上工作多年的護理師。七個小時的團體進行下來，我發現要探討「接近生命所導致的心靈成長」這件事情對護理師來說似乎是非常遙遠的，「護理工作最好就只是護理工作」，大多數的護理師覺得這才是比較安全可行的作法。

三、人為控制與生命流轉的衝突：

人並不是年紀大才會過世，也不是生重病生命才會結束。生命有其自然流轉的韻律，「無常」才是生命的實相。只不過當醫療人員被賦予「救人」的神聖使命，甚至被過度期待或英雄化之後，反而讓醫療人員很難承認無常，更難承認人為控制是無法抵擋生命自然流轉的狀態。然而，每個人（包括醫療人員）每天不是都向自己的死亡邁近一步嗎？每個人每天不都暴露在無常的侵襲底下？

許多護理師在盡了全部的人為努力之後，仍然對病人好不起來，而懷有罪疚感。在護理師隱晦的深層態度中，似乎存在著：我應該為這個生命負責。但在根本上，我本來就負不起這個責任，因為大自然的生命流轉，哪裡是我可以掌握的呢？人為控制和生命流轉的衝突，也可以說是護理師自我角色的衝突。有這樣衝突的護理師是悲天憫人的，卻也是過度自我膨脹的。持續從臨床經驗中對生命作深度的思考，才能夠讓護理師化解這個內在衝突所產生的障礙。

要化解這些內在根深蒂固的衝突，對護理師來說的確非常不容易。從沒有意識到這些衝突，到意識這些衝突在每一位護理師心裡面的不同生成環境，這是第一步，也是本文最重要的提醒。

要化解這些衝突，並非一朝一夕。當護理師能夠穩固護理技術的基本盤面之後，如何能夠超越技術，而朝向人性的恢復作努力，這個過程其實是護理師追求內在自我成長的一個過程，也是護理師透過臨床體驗，努力去探索人的心靈世界，以及發覺自己內在慈悲的一個過程。

深度的接納是一種慈悲的顯露，然而這樣的慈悲並不存在個人之外，這樣的慈悲潛藏於長久以來被壓抑的人性深層。它所需要的是，護理師以開放的心，從自己的內在作探索。

在這個過程中，護理師學習接納人性的我。做事精鍊有效率的我，和不捨病人痛苦的我，都是我的一部份，讓兩者一起豐富我的生命。護理師學習接納人性的同事，不要責怪同事人性面的顯露妨礙了工作效能。每個護理師用他不同的生命經驗，來回應他人的受苦。接納自己的人性面，也接納同事人性面，對自我深層人性的召喚。

再者，表面看來，醫療環境具有無法人性化的結構存在，但這並不足以阻止護理師個人的慈悲流露，護理師學習「接納不夠人性的醫療環境」，這也意謂著學習如何擴大自己的內在心理空間。狹小的心理空間讓衝突不斷，擴大心理空間，才能讓衝突得以舒緩。

醫療的正面目的在救人，讓病的人得以康復，讓哭的人展露微笑，這是積極的目標，也是醫療的成就。然而這些外在的成就，不能夠被當作護理師「唯一」的動力來源。

護理師的天職是「膚慰受苦」。在護理工作中有機會接近病苦，這是護理師特有的權利，更是一種特別的恩惠。要膚慰受苦，依靠的不僅是護理技術，同樣重要的是護理師具有人性化的生命品質。要提升這樣的生命品質並不容易，在面對受苦他人的同時，開拓護理師的內在心理空間——發掘慈悲，學習接納，這是一個開始。

國家圖書館出版品預行編目資料

護你・四季：護理職涯手記 / 慈濟護理團隊合著. -- 初版. -- 臺北市：經典雜誌, 慈濟傳播人文志業基金會, 2016.04
272面；15×21公分
ISBN 978-986-6292-74-3（平裝）

1.護理師 2.文集

419.652 105003819

護你・四季 護理職涯手記

作　　者 / 慈濟護理團隊
發 行 人 / 王端正
總 編 輯 / 王志宏
叢書主編 / 蔡文村
叢書編輯 / 何祺婷
責任編輯 / 曾慶方、黃秋惠
特約編輯 / 張旭宜
美術指導 / 邱金俊
美術編輯 / 林家琪
內頁排版 / 極翔企業有限公司
校　　對 / 佛教慈濟醫療財團法人人文傳播室
出 版 者 / 經典雜誌
財團法人慈濟傳播人文志業基金會
地　　址 / 台北市北投區立德路二號
電　　話 /（02）2898-9991
劃撥帳號 / 19924552
戶　　名 / 經典雜誌
製版印刷 / 禹利電子分色有限公司
經 銷 商 / 聯合發行股份有限公司
地　　址 / 新北市新店區寶橋路235巷6弄6號2樓
電　　話 /（02）2917-8022
出版日期 / 2016年4月初版
定　　價 / 新台幣260元

ISBN 978-986-6292-74-3
Printed in Taiwan